Katrin Plathner-Visser

Trainingsprogramm zur Förderung basaler, mobilitätsbezogener Alltagskompetenzen bei älteren Menschen mit Demenz im Pflegeheim

GRIN Verlag

Bibliografische Information der Deutschen Nationalbibliothek:

Die Deutsche Bibliothek verzeichnet diese Publikation in der Deutschen Nationalbibliografie; detaillierte bibliografische Daten sind im Internet über http://dnb.d-nb.de/ abrufbar.

Impressum:

Druck und Bindung: Books on Demand GmbH, Norderstedt Germany
ISBN: 978-3-656-63239-9

Dieses Buch bei GRIN:

http://www.grin.com/de/e-book/271038/trainingsprogramm-zur-foerderung-basaler-mobilitaetsbezogener-alltagskompetenzen

Friedrich-Alexander-Universität
Erlangen-Nürnberg

Institut für Psychogerontologie

Modul 7: Psychogerontologische Intervention

Seminar 730

„Bewegung und Aktivität im Alter“

Hausarbeit

„Trainingsprogramm zur Förderung basaler, mobilitätsbezogener Alltagskompetenzen bei älteren Menschen mit Demenz im Pflegeheim“

vorgelegt von

Katrin Plathner

7. Semester Gerontologie, M.Sc.

Inhaltsverzeichnis

1. Einleitung

Demenz ist eine der Hauptursachen für Behinderung und Mortalität im Alter (Hauer, Becker, Lindemann & Beyer, 2006). Zu Beginn des 21. Jahrhunderts sind fünf Prozent der Weltbevölkerung über 65 Jahren davon betroffen (Ritchie & Lovestone, 2002). Ferri et al. (2005) haben die weltweite Prävalenz und Inzidenz von Demenz auf der Grundlage veröffentlichter Studien geschätzt: alle sieben Sekunden wird eine Neuerkrankung diagnostiziert. Die Zahl der Betroffenen wird sich alle zwanzig Jahre verdoppeln.

Kognitiver Abbau geht mit körperlichem einher, wie Morley (2004) in den „Top 10 Hot Topics in Aging" im Verweis auf verschiedenen Studien bestätigt. Er ist begleitet vom Verlust motorischer und funktioneller Leistungen. Das führt zu Einschränkungen in der mobilitätsabhängigen Lebensqualität der Betroffenen (Schwenk, Oster & Hauer, 2008).

Komplexere motorische Fähigkeiten gehen früher verloren als grundlegende. Der Abbau spezifischer kognitionsbezogener motorische Funktionen, z.B. von Dual-Task-Leistungen, ist ein Früherkennungszeichen für die Alzheimer Demenz. Das Ausmaß der Beeinträchtigung vergrößert sich noch durch motorische Defizite aufgrund reduzierter körperlicher Aktivität. Dadurch haben Menschen mit Demenz ein dreifach höheres Sturzrisiko sowie ein drei- bis vierfach höheres Mortalitätsrisiko infolge von Stürzen als nicht kognitiv eingeschränkte Gleichaltrige. Besonders hoch sind diese Risiken für Menschen mit vaskulärer und einer Demenz mit Lewy-Körperchen (Hauer et al., 2006).

Mit der demografischen Entwicklung steigt die Anzahl der Pflegeheimbewohnerinnen und Bewohner, insbesondere der über 85-Jährigen ("Pflegebedürftige in Pflegeheimen," 2011). Für 2020 wird für diese Kohorte eine Zunahme von 13% gegenüber dem Jahr 2007 prognostiziert ("Auswirkungen auf Krankenhausbehandlungen und Pflegebedürftige im Bund und in den Ländern," 2010). Da Demenz vorwiegend eine Erkrankung des Alters ist und die Prävalenz mit steigendem Lebensalter zunimmt (Sütterlin, Hoßmann & Klingholz, 2011), wird auch die Zahl der Pflegeheimbewohnerinnen und -bewohner mit Demenz zunehmen. Dies verdeutlicht den Stellenwert von rehabilitativen Konzepten, die das Voranschreiten der Pflegebedürftigkeit hinauszögern und den zunehmenden Pflegeaufwand reduzieren (Ackermann & Oswald, 2006). Um das zu erreichen, gilt es Selbständigkeitspotentiale der Pflegeheimbewohnerinnen und -bewohner wahrzunehmen und zu fördern. Dies ist eines der Ziele des Trainingsprogramms der vorliegenden Arbeit.

Im Pflegealltag führt das oft vorherrschende Hotel-ähnliche Setting in der stationären Altenpflege dazu, dass die Bewohnerinnen und Bewohner durch den Verlust ihrer vertrauten Umgebung und der dort gelebten Alltagsaktivitäten nach und nach viele ihrer noch verbliebenen Kompetenzen, ihre Mobilität sowie ihre Selbständigkeit verlieren ("fit für 100 - Ein Bewegungsprogramm zur Förderung der Mobilität und Selbständigkeit für Hochaltrige," "o.J.").

Deshalb sind Bewegung und Beschäftigung besonders für Bewohnerinnen und Bewohner von Altenpflegeheimen wichtig. Zwar verfügen viele dieser Einrichtungen über „ein breites Spektrum ideenreicher, jedoch eher unspezifischer praktischer Umsetzungsbeispiele zur Hockergymnastik, zum Sitztanz, zum Gehirnjogging oder anderen kreativen Spielformen mit vielfältigem Materialeinsatz“ ("fit für 100 - Ein Bewegungsprogramm zur Förderung der Mobilität und Selbständigkeit für Hochaltrige," "o.J.", S. 4). Doch gibt es kaum Bewegungsangebote zur „gezielten Förderung von Alltagskompetenz, Kraft und Gleichgewichtsfähigkeiten“ (ebenda).

Beobachtungen im Rahmen langjähriger Berufspraxis der Verfasserin der vorliegenden Arbeit machen zudem deutlich, dass in den vollstationären Pflegeeinrichtungen mit integrativem Ansatz aus Effektivitätsgründen das Ziel von Körperübungen für Menschen mit und ohne Demenz hauptsächlich im sozialen Gewinn der Aktivitäten gesehen wird und nicht in ihrem rehabilitativen Aspekt. Das zeigt sich beispielsweise darin, dass durch Größe und Zusammensetzung der Übungsgruppen sowie die Auswahl und Intensität der Interventionen kaum Effekte auf die o.g. Kompetenzen wahrzunehmen sind.

Ausgehend von dieser Situation sowie in Zustimmung zu der von Mechling formulierten „dringenden Notwendigkeit der Einführung von effektiven Interventionen für körperlicher Aktivität“ (Mechling, 2008, S. 1) für Menschen mit Demenz hat sich die Verfasserin für eine Konzeption mit Bewegungsübungen für Bewohnerinnen und Bewohner mit Demenz in Pflegeheimen entschieden. Die Trainingseinheiten sollen diese darin unterstützen, basale, alltagspraktische Kompetenzen in Bezug auf Mobilität (Sich Hinsetzen und Aufstehen) zu verbessern und diese möglichst lange zu erhalten. Das fördert ihre relative Selbständigkeit und Unabhängigkeit von der Unterstützung anderer, hier z.B. vom Pflegepersonal und trägt zu körperlichem und emotionalem Wohlbefinden bei.

Zur Vereinfachung der Schreibweise und weil die Mehrzahl der in Altenpflegeeinrichtungen betreuten Personen sowie die Mitarbeitenden Frauen sind, wird in der vorliegenden Arbeit die weibliche Form verwendet. Selbstverständlich sind damit Menschen beiderlei Geschlechts gemeint.

2. Stand der Forschung

Bisher existieren wenige wissenschaftliche Untersuchungen über die Wirksamkeit von körperlichen Übungen bzw. Training auf den Erhalt von körperlichen Potentialen und damit die Verzögerung des körperlichen und kognitiven Abbaus bei älteren Menschen mit Demenz.

Die Mehrheit der Studien der letzten vier bis fünf Jahre ist zwei deutschen Forschungsteams zuzuordnen: dem um Hauer und Schwenk vom Bethanien-Krankenhaus/Geriatrischen Zentrum der Universität Heidelberg (Delbaere, Hauer & Lord, 2010; Gogulla, Lemke & Hauer, 2012; Hauer et al., 2006; Hauer et al., 2011; Hauer et al., 2012; Hüger et al., 2009; Schwenk & Hauer, 2008; Schwenk, Lauenroth, Oster & Hauer, 2010; Zieschang, Schwenk, Oster & Hauer, 2012) sowie dem um Eichberg, Mechling und Nieder (Brach et al., 2007; Brach, Nieder, Nieder & Mechling, 2009; Eichberg, 2008a, 2008b, 2011a, 2011b; Gangel, Nieder & Mechling, 2011; Mechling, 2008) vom Institut für Bewegungs- und Sportgerontologie der Hochschule für Sport in Köln . Ergebnisse zu unterschiedlichen Fragestellungen der einzelnen Studien sind in verschiedenen Fachpublikationen erschienen. Beide Forschungsteams haben auf der Grundlage ihrer Studienergebnisse Trainingsprogramme entwickelt.

Einen guten Überblick über den Stand der Forschung geben Hauer und Kolleginnen in einer Übersichtsarbeit (2006). Sie kommen zu dem Ergebnis, dass die untersuchten bisherigen Studien hinsichtlich Stichprobenumfang, Methodik, Art der Intervention und motorischen Assessments sehr heterogen sind. Die Ergebnisse der in den Studien durchgeführten Interventionen waren widersprüchlich und es blieb unklar, ob körperliches Training zur Verbesserung von motorischen Leistungen von Menschen mit Demenz führt. Ebenso konnte nicht geklärt werden, ob tatsächlich unzureichendes Rehabilitationspotential der Studienteilnehmer oder methodische Mängel der Studien (z.B. geringe Größe und Heterogenität der Stichprobe, Einsatz von nichtvaliden Test-Instrumenten) für eine geringe Trainingseffektivität verantwortlich waren. Beispielsweise waren die bisherigen Interventionsprogramme nicht an den kognitiven Status der Trainingsteilnehmerinnen angepasst bzw. setzten sich die Testgruppen aus Teilnehmerinnen mit unterschiedlichem kognitivem Status zusammen. Bei vielen Interventionsstudien wurden Hilfestellungen und Unterstützung (z.B. verbal oder durch Körpersignale der anleitenden Person) in den Studienprotokollen nicht ausreichend erfasst und beschrieben, was die Güte der Ergebnisse beeinflusst (Schwenk et al., 2010).

Im Rahmen einer großen Trainingsstudie von 2005 bis 2009 am Bethanien-Krankenhaus/Geriatrischen Zentrum der Universität Heidelberg aktualisierte die Forschungsgruppe den Studienüberblick und entwickelte aus den gewonnen Erkenntnissen eine spezifische Methodologie für Studien zur Untersuchung von Effekten von körperlichem Training auf kognitiv eingeschränkte Personen. Diese umfasst u.a. die Auswahl von sensiblen Messinstrumenten, welche Veränderungen im motorischen, kognitiven und emotionalen Status der Testperson erfassen konnten und nach Möglichkeit validiert wurden (Hüger et al., 2009). Dass die Validierung vorhandener Testinstrumente für das spezifische Forschungsthema möglich ist, zeigte eine Forschergruppe um Hauer. Diese evaluierte die Selbstauskunfts- sowie die Interviewversion des Fragebogens zur Erfassung sturzassoziierter Selbstwirksamkeit (FES und FES-I) und kam zu dem Schluss, dass besonders die letztere für Messungen bei Menschen mit kognitiven Einschränkungen geeignet ist (Hauer et al., 2010). Weitere Forschung in diese Richtung ist unerlässlich, um sukzessive ein Inventar von Testinstrumenten zu schaffen. Dieses kann für Studien zu weiterführenden Fragestellungen hinsichtlich der Effekte körperlichen Trainings bei älteren Menschen mit Demenz eingesetzt werden und dazu beitragen, Ergebnisse von hoher Güte zu gewinnen.

In der o.g. Trainingsstudie (Hüger et al., 2009) konnte nachgewiesen werden, dass ein progressives standardisiertes Training der Kraft, der funktioneller Leistungen und der posturalen Kontrolle sowie erstmals auch die Schulung motorisch-kognitiver Komplexleistungen (Dual-Task-Leistungen) die motorischen und die funktionellen Leistungen bei älteren Menschen mit Demenz signifikant verbessert. Dies führt zu einer Erhöhung ihrer Selbstständigkeit und wirkt sich positiv auf ihre mobilitätsbezogene Lebensqualität aus (Schwenk et al., 2010). Die Trainingseffekte zeigten Nachhaltigkeit, auch noch neun Monate nach Abschluss des Trainings (Zieschang et al., 2012). Die Studienergebnisse haben einen hohen Stellenwert für die Bewertung des Rehabilitationspotentials von Menschen mit Demenz, weil die Erkrankung bisher keine Indikation für Rehabilitationsmaßnahmen darstellt. Auf deren Grundlage wurde das Trainingsprogramm „Bewegung bei Demenz“ entwickelt und kann als Empfehlung für ein Modell ambulanter geriatrischer Rehabilitation dienen (Hauer et al., 2012).

Das Forschungsteam vom Institut für Sport- und Bewegungsgerontologie führte im Rahmen der Längsschnittuntersuchung für das Projekt „fit für 100“ (Brach et al., 2009) zwei Interventionsgruppen in speziellen Pflegeeinrichtungen für Menschen mit Demenz durch. Es konnte festgestellt werden, dass gezielte Bewegung nicht nur den Muskelaufbau fördert, sondern sich auch beruhigend auf agitierte Bewohnerinnen mit Demenz auswirkt (Brach et al., 2007). Aus dem Projekt „fit für 100“ wurde zunächst ein Trainingsprogramm für Altenpflegeeinrichtungen konzipiert, welches an hochaltrige Menschen allgemein gerichtet war. Aus diesem entwickelte das Forschungsteam in Zusammenarbeit mit der Novartis Pharma GmbH das Trainingsprogramm „MOVE“ (Gangel et al., 2011) für Menschen mit Demenz. Weitere Arbeiten aus dieser Forschungsgruppe stammen von Eichberg (Eichberg, 2008a, 2008b, 2011a, 2011b). Darin weist sie u.a. nach, dass Krafttraining für Menschen mit einer Alzheimer Demenz durchführbar ist und dass dies zu Verbesserungen motorischer Funktionen sowie körperlicher Leistungsfähigkeit führt. Signifikant waren diese jedoch nur in Bezug auf die Handkraft (Eichberg, 2008a). Dies könnte auf die geringe Stichprobengröße (n=32) zurückzuführen sein. Es scheint generell schwierig zu sein, Teilnehmerinnen für Interventionsstudien zu diesem Forschungsschwerpunkt zu gewinnen. Eine mögliche Ursache könnte die geringe Offenheit der Träger der Altenpflegeeinrichtungen sein. Auch die Annahme, körperliche Übungen würden Menschen mit Demenz überfordern, ist weit verbreitet, selbst bei regionalen Alzheimer Gesellschaften (Nieder, F., Telefongespräch, 14.01.2013).

Wichtige Erkenntnisse über Effekte körperlichen Trainings auf ältere Menschen liefert die SimA-Studie (Oswald, Hagen, Rupprecht & Gunzelmann, 2002). Sie konnte belegen, dass eine Kombination aus körperlichem und kognitivem Training am wirksamsten für die Förderung der Selbständigkeit, auch von älteren kognitiv eingeschränkten Menschen ist. Die Ergebnisse zeigen, dass Gleichgewichtsfähigkeit, Bewegungssicherheit und Sturzprophylaxe nicht nur durch körperliche, sondern auch durch kognitive Fähigkeiten bestimmt werden. Dies konnte die SimA-P-Studie (Oswald & Ackermann, 2009) bestätigen. Offensichtlich führt die kognitive Aktivierung zu mehr Wachheit und Aufmerksamkeit, die z.B. zur Vermeidung von Stürzen hilfreich sind. Die SimA-P-Studie ist für die vorliegende Arbeit besonders wichtig, weil sie in einem reinen vollstationären Versorgungssetting durchgeführt wurde. Die einzige weitere Forschungsarbeit in einem Pflegeheim ist eine einjährige Interventionsstudie von Rolland et al (2007). Hier führte ein Gruppen-Training aus einer Kombination von Geh-, Kraft-, Gleichgewichts- und Beweglichkeits-Training bei der Testgruppe zu einer langsameren Verschlechterung in den *ADL* (englisch: *„Activities of Daily Life“*) gegenüber der Kontrollgruppe. Signifikant waren jedoch nur die Effekte bei den Gangparametern.

Geschlecht scheint in keiner der Studien eine unabhängige Variable zu sein. 2011 war die Mehrzahl der älteren Menschen mit Demenz Frauen ("Anteil von Demenzkranken je Altersgruppe in Deutschland nach Geschlecht im Jahr 2011," 2012). Zwar scheinen Männer „aufzuholen“, weil ihre Lebenserwartung steigt. Schätzungen zeigen jedoch, dass sie auch 2060 nicht das Niveau der Frauen erreichen (Sütterlin et al., 2011). Diejenigen Studien, in denen die Stichproben hinsichtlich der Geschlechterverteilung beschrieben wurden, zeigen einen sehr hohen Frauenanteil in den Test- und Vergleichsgruppen (Eichberg, 2008a; Oswald, Ackermann & Gunzelmann, 2006). Weil Geschlecht anscheinend keine unabhängige Variable war, konnten die Ergebnisse nicht zwischen Frauen und Männern differenziert werden (Eichberg, 2008a; Oswald et al., 2006). In den Publikationen von Hauer und Kolleginnen (Delbaere et al., 2010; Gogulla et al., 2012; Hauer et al., 2006; Hauer et al., 2011; Hauer et al., 2012; Hauer et al., 2010; Hüger et al., 2009; Schwenk & Hauer, 2008; Schwenk et al., 2010; Schwenk et al., 2008; Zieschang et al., 2012) waren überhaupt keine Differenzierungen der Stichproben zu finden. Das legt die Vermutung nahe, dass geschlechtsspezifische Unterschiede so gering sind, dass sie vernachlässigt werden können. Das erstaunt, da Männer und Frauen auch im höheren Lebensalter geschlechtsspezifische Unterschiede in der Beschaffenheit des Stütz- und Bewegungsapparates aufweisen. Ob vorhandene Trainingsprogramme für ältere und hochaltrige Menschen in Bezug auf Inhalt, Dauer, Häufigkeit und Intensität überhaupt nach Geschlechtern differenziert werden, kann im Rahmen der vorliegenden Arbeit nicht geklärt werden.

Zusammenfassend kann festgestellt werden, dass nach jetzigem Stand der Forschung Bewegung und körperlichem Training positive Effekte auf motorische und funktionelle Leistungen bei älteren Menschen mit Demenz zeigen. Die Evidenz in den meisten Interventionsstudien ist bisher jedoch gering. Fast alle Studien wurden in einem ambulanten bzw. teilstationären Setting durchgeführt. Eine der wenigen Ausnahmen bildet die SimA-P-Studie. Deren Studienergebnisse wiesen hochsignifikante Effekte für eine Kombination aus körperlicher und kognitiver Aktivierung nach. Weitere Forschung ist notwendig, um die Ergebnisse von den Idealbedingungen der Studien in evidenzbasierten Empfehlungen (Leitlinien) zu Art, Häufigkeit, Umfang und Intensität von Trainingsprogrammen für die Praxis umzusetzen (Eichberg, 2011b).

3. Alltagskompetenz in Bezug auf Mobilität bei Bewohnerinnen mit Demenz in Pflegeheimen

Alltagspraktische Kompetenz kann als einer der vier Bereiche von Selbständigkeit verstanden werden (Ackermann, 2006). Die verschiedenen Bereiche dienen der Aufrechterhaltung eines sinnerfüllten und Bewältigung der Anforderungen des täglichen Lebens. Aus gerontologischer Sicht gewinnt Selbständigkeit besondere Bedeutung im Hinblick auf die Möglichkeiten und Grenzen selbständiger Lebensführung im Alter (Tesch-Römer & Wilms, 1998). Alltagskompetenz ist biografisch geprägt und damit hinsichtlich der Motivation individuell unterschiedlich ausgestaltet sowie von persönlicher Gesundheit und psychischer Leistungsfähigkeit abhängig. Im komplexen Lebensalltag besitzt Selbständigkeit jedoch nicht nur eine rein positive und Unselbständigkeit eine rein negative Konnotation. Vielmehr ist von einer Interdependenz auszugehen, von einer „gegenseitigen Unterstützung und Hilfe bei gleichzeitiger und wechselseitiger Anerkennung von Autonomie“ (Wahl, 2002). Selbst in einer Umwelt wie ein Pflegeheim mit einem starken Abhängigkeits- und Machtgefälle ist dies erkennbar, z.B. zwischen der Ausführung von Alltagsaktivitäten durch die Bewohnerinnen und der Form sowie den Grad der Unterstützung durch die Pflegekräfte. Die Interdependenz kann sich hier z.B. beim Waschen oder Ankleiden der Bewohnerinnen zeigen. Wenn die Bewohnerinnen nicht mitmachen „wollen“, sich gar gegen die Unterstützung der Pflegekräfte wehren, erschwert das deren Arbeit.

Im Rahmen der Berliner Altersstudie (Wilms, Baltes & Kanowski, 1998) wurde ein Zweikomponentenmodell der Alltagskompetenz entwickelt. Dieses unterscheidet zwischen basaler und erweiterter Alltagskompetenz. Erstere entspricht den *ADL*

und umfasst Selbstpflege- sowie einfache instrumentelle Aktivitäten, die überlebensnotwendig sind. Sie laufen weitgehend automatisiert ab. Mit dem Barthel-Index kann die basale Alltagskompetenz über die *ADL* gemessen werden.
Alle Fähigkeiten, die darüber hinaus gehen und der Bewältigung komplexer instrumenteller, sozialer und Freizeit-Aktivitäten dienen, entsprechen den *IADL* (englisch: „*Instrumental Activities of Daily Living*") und können mit der Skala nach Lawton und Brody erfasst werden.

Wahl integriert in die Alltagskompetenz-Definition ebenfalls das Prinzip der Interpendenz und schlägt die folgende Konzeption vor: „Alltagskompetenz (alter Menschen) umfasst physische, psychische (kognitiv-emotionale) und soziale Fertigkeiten, die in wechselhafter Verschränkung untereinander sowie im Wechselspiel mit Ressourcen und Barrieren der Umwelt zu konkretem Erleben und Verhalten in relevanten Alltagskontexten gemäß eigenen und gesellschaftlichen Erwartungen und Zielen führen" (Wahl, 1998, S. 247).

Bei einer Demenzerkrankung führt der Abbau kognitiver Fähigkeiten zu einer eingeschränkten Alltagskompetenz. Diese ist zusätzlich zu den Kriterien gemäß der *ICD* (englisch: *International Classification of Diseases*) eine der Voraussetzungen für die Diagnosestellung einer Demenzerkrankung (Mahlberg & *Adl*er, 2009). Der progrediente Verlust der Alltagskompetenz im Verlauf einer Demenz bezieht sich jedoch zunächst auf die komplexen instrumentellen Aktivitäten des täglichen Lebens (*IADL*). Die Ausführung der basalen Aktivitäten ist erst zum einem späteren Zeitpunkt betroffen und steht in engem Zusammenhang mit dem Verlust motorischer Basisleistungen sowie dem zunehmenden Risiko motorischer Fehlleistungen, z.B. Stürze (Schwenk et al., 2008).

Veränderungen in der Basismotorik zeigen sich zuerst z.B. in Gangstörungen sowie in einem veränderten Bewegungsablauf des Sitzen-Stehen-Transfers. Beide sind für die Ausführung von Alltagsaktivitäten von grundlegender Bedeutung. Gangstörungen sind für alle Formen der Demenz symptomatisch, treten jedoch jeweils zu unterschiedlichen Zeitpunkten auf: bei einer vaskulären am Beginn der Erkrankung, bei einer Alzheimer Demenz später. Ursache der Gangstörungen ist eine Störung der zerebralen Integration sowie der Verarbeitung sensorischer Information. Im weiteren Krankheitsverlauf kommt es zu einem Verlust des physiologisch Bewegungsmusters, der sich typischerweise in einem kleinschrittigem, verlangsamtem Gang mit langem Bodenkontakt beider Füße, verkürzter Schrittlänge und hoher Schrittlängenvariabilität äußert.
Die Beeinträchtigung von Planung und Kontrolle motorischer Handlungen durch kognitive Defizite wird beim Sitzen-Stehen-Transfer in Veränderungen der räumlich-zeitlichen Bewegungskoordination deutlich. Dabei wird die vertikale Bewegung ohne entsprechende Rumpfvorneigung eingeleitet. Der erforderliche höhere Kraft-

aufwand in der Oberschenkelmuskulatur kann nicht mehr bewältigt werden. Das führt zum Bewegungsabbruch sowie zu erhöhtem Sturzrisiko (Schwenk et al., 2008). Davon sind besonders Pflegeheimbewohnerinnen betroffen, weil sie in der überwiegenden Mehrheit hochaltrig sowie schwer- bis schwerstpflegebedürftig sind. 80% von ihnen sind kognitiv sowie in ihrer Mobilität eingeschränkt (Oswald et al., 2006). Das unterstreicht den Stellenwert, den Trainingsprogramme zur Verbesserung der basalen, mobilitätsbezogenen Alltagskompetenz besitzen.

4. Ziele des Trainingsprogramms

Den meisten hochaltrigen Menschen fällt die Ausführung basaler motorischer Alltagsaktivitäten aufgrund von alters- sowie krankheitsbedingten Veränderungen des Stütz- und Bewegungsapparates sowie des Herzkreislaufsystems schwer. Sie verbringen einen großen Teil ihrer Zeit mit Sitzen (Theune, 2009). Stehen sowie Gehen werden immer schwieriger. Oft ist das Aufstehen mit Schwindel verbunden und wird zunehmend vermieden. Das trifft besonders auf ältere Menschen mit Demenz zu, da die Erkrankung oft zu vermehrter Passivität infolge krankheitsbedingter Antriebslosigkeit führt. Dadurch sind sie anfällig für Muskelatrophie aufgrund von Nichtbenutzung (Mechling, 2008).

Primäres, konkretes Ziel des Trainingsprogramms ist eine verbesserte Ausführung der basalen, mobilitätsbezogenen Aktivitäten „Aufstehen" und „Sich Hinsetzen" bei Pflegeheimbewohnerinnen mit mittelschwerer Demenz. Um das zu erreichen, sollen vor allem Kraftausdauer und Bewegungskoordination trainiert werden, ergänzt von kognitiver Aktivierung und Wahrnehmungsübungen.

Das fördert nicht nur die Aktivität der Teilnehmerinnen, welche von Antriebsarmut betroffen sind, sondern fördert auch das Zur-Ruhe-Kommen derjenigen, die sehr agitiert sind.

„Aufstehen" und „Sich Hinsetzen" sind zentrale Aspekte von körperlicher Mobilität. Wenn Pflegeheimbewohnerinnen dazu (wieder) in der Lage sind, gewinnen sie ein beträchtliches Stück Lebensqualität zurück. Das ermöglicht ihnen in ein größeres Maß an Selbständigkeit und Unabhängigkeit von der Unterstützung durch die Pflegekräfte. Für diese kann das eine wirksame Form der Entlastung bedeuten, deren Wert in Anbetracht von Zeiten überaus knapper personeller Ressourcen in der stationären Altenpflege nicht zu unterschätzen ist.

5. Organisation des Trainings

Der wichtigste Aspekt, damit ein Training für Bewohnerinnen von Pflegeheimen überhaupt stattfinden kann, ist die Bereitschaft der Leiter/innen der Einrichtung, dies zu unterstützen. Oft steht dem die Ansicht entgegen, ein körperliches Training würde Menschen mit Demenz überfordern oder es wird befürchtet, dass eine Verbesserung der Alltagskompetenz der Bewohnerinnen zu einer Verringerung der Pflegebedürftigkeit und damit der Einnahmen für die Einrichtung führt.

Wenn das Trainingsprogramm durch die Einrichtungsleitung unterstützt wird, ist eine Zusammenarbeit mit dem Sozialdienst/der Sozialen Betreuung im Haus wichtig. Diese Mitarbeiterinnen verfügen nicht nur über Erfahrungen im Umgang mit älteren Menschen mit Demenz sowie Kompetenzen in verschiedensten Formen der körperlichen wie der geistigen Aktivierung. Sie kennen meist jede Bewohnerin persönlich und planen die Gruppen- und Einzelaktivitäten in der Einrichtung entsprechend deren individuellen Bedürfnissen. Diese werden in der Regel in Zusammenarbeit mit den Pflegekräften mithilfe der AEDL regelmäßig in einem PC- oder manuellem System erfasst, dokumentiert und beständig angepasst. Mit Unterstützung der Mitarbeiterinnen können die Teilnehmerinnen für das Training ausgewählt werden und dieses in das Gesamtangebot der Einrichtung gut integriert werden.

5.1. Auswahl der Trainingsinhalte

In den vergangenen Jahren wurden in Deutschland im Rahmen von Interventionsstudien zwei Trainings- bzw. Bewegungsprogramme für ältere Menschen mit leichter bis mittelschwerer Demenz entwickelt:

- **„Bewegung bei Demenz“** (Schwenk & Hauer, 2008) für Trainingsgruppen, beispielsweise in Vereinen des Behindertensports sowie für das Heimtraining. Hilfreiche Empfehlungen zu Organisation und Durchführung des Trainingsprogramms sind auf der Website www.bewegung-bei-demenz.de zu finden.

- **„MOVE“** (Gangel et al., 2011) für ältere Menschen mit Demenz und deren Angehörige. Verschiedene Gedächtnisambulanzen, beispielsweise in Münster und Oldenburg, setzen dieses bei ihren Patienten ein. „MOVE“ ist eine Weiterentwicklung des Angebotes „fit für 100“ ("fit für 100 - Ein Bewegungsprogramm zur Förderung der Mobilität und Selbständigkeit für Hochaltrige," "o.J."). „Fit für 100“ richtet sich speziell an sehr alte Menschen und wurde für alle Bereiche der Altenhilfe konzipiert.

Für beide Programme existieren Übungsleiterausbildungen. Fit für 100 bietet darüber hinaus Beratung und Begleitung bei der Organisation der Trainingsgruppen sowie eine Zertifizierung an.

Zur Förderung basaler, mobilitätsbezogener Alltagskompetenzen bei älteren Menschen mit Demenz im Pflegeheim eignet sich das Programm „Psychomotorische Aktivierung im SimA®-P“ (Oswald & Ackermann, 2009) ebenfalls sehr gut.

Aus diesen Trainingsangeboten hat die Verfasserin Kraftausdauer-, Funktions- und Dual-Task-Übungen zur Verbesserung der Gangsicherheit und des Sitzen-Stehen-Sitzen-Transfers ausgewählt, teilweise modifiziert und diese in einem Trainingskonzept für die spezifische Zielgruppe zusammengestellt. Dabei wurden Empfehlungen aus den Programmen mit eigenen Erfahrungen aus der Berufspraxis abgeglichen. Wichtige Kriterien dabei waren:

- einfache Ausführbarkeit der Übungen
- wenige, einfache und leicht zu beschaffende Trainingsmaterialien
- das Auskommen mit einem einfachen, nicht aufwendig ausgestatteten, leicht zu erreichenden Raum
- die leichte Vermittelbarkeit der Übungsanleitung an Sozialdienst- bzw. ehrenamtliche Mitarbeiterinnen der Pflegeeinrichtungen

5.2. Finanzierung

In den Pflegeheimen, insbesondere in jenen, die über ambulante, stationäre und teilstationäre Bereiche verfügen, stehen üblicherweise sowohl entsprechend ausgestattete Räumlichkeiten als auch Materialien für ein Trainingsprogramm sowie personelle Ressourcen über den Sozialdienst zur Verfügung. Diese werden aus den Regeleinnahmen der Pflegeeinstufungen der Bewohnerinnen und über Mittel aus der zusätzlichen sozialen Betreuung für Menschen mit eingeschränkter Alltagskompetenz (§ 87 b, SGB XI) finanziert. Die zusätzlichen Kosten für eine externe Trainingsleitung könnten über Letzteres gedeckt werden. Berücksichtigt werden sollte auch, dass das Trainingsprogramm nicht nur Kosten verursacht sondern auch verringert. Im Ergebnis der „fit für 100“-Interventionsstudie wurde hervorgehoben, dass „jährliche Personalkosten in Höhe von 3000,- € für eine Übungsgruppe sich bereits amortisieren, wenn … 12 stationär versorgte Teilnehmer … einen Monat länger in Pflegestufe I verbleiben als ohne Training“ (Brach et al., 2007, S. 44).

5.3. Zeitpunkt, Häufigkeit, Dauer und Intensität des Trainings

Als guter Zeitpunkt für eine Intervention eignet sich der späte Vormittag, wenn meistens alle Bewohnerinnen das Frühstück beendet haben. Zwischen den Trainingseinheiten sollte mindestens ein Tag Pause sein, um Superkompensation zu vermeiden. Um die gewünschten Effekte zu erzielen, sollte das Trainingsprogramm zweimal wöchentlich stattfinden, z.B. dienstags und freitags. Jede Trainingseinheit dauert 45 bis 60 Minuten. Damit die Teilnehmerinnen mit den Übungen vertraut werden, soll ein und dieselbe Trainingseinheit an zwei aufeinanderfolgenden Terminen wiederholt werden. Somit wird das Trainingskonzept innerhalb von 10 Wochen einmal vollständig umgesetzt. Die Intensität sollte den Möglichkeiten der Teilnehmerinnen angepasst werden und im Laufe des Trainingsprogramms gesteigert werden. Für jede Kraftübung werden 5 bis 10 Wiederholungen pro Durchgang bei insgesamt zwei bis drei Durchgängen empfohlen (Schwenk et al., 2008). Die letzten Wiederholungen der Übungen sollten als „eher anstrengend“ empfunden werden und die Teilnehmerinnen nach der Trainingseinheit eine leichte Ermüdung zeigen (Gangel et al., 2011). Die Intensität der Koordinationsübungen richtet sich nach dem Vermögen der Teilnehmerinnen und deren Trainingsfortschritt.

5.4. Räumlichkeiten

Alle Trainingseinheiten sollten in ein und demselben Raum stattfinden. Am besten geeignet ist ein Raum, der den Bewohnerinnen schon vertraut ist und sich innerhalb des Pflegebereichs befindet, z.B. der Raum, welcher ansonsten auch für Gruppenaktivitäten genutzt wird. Der Raum sollte hell bzw. gut beleuchtet sowie durch wenige gemeinsame Handgriffe von Trainingsleiterin und Helferin in einen Trainingsort zu verwandeln sein. Störreize (z.B. laute Geräusche aus Nachbarräumen) sollten auf ein Minimum reduziert werden. Es werden Stühle mit Armlehne in der Anzahl der Teilnehmerinnen und der Trainingsleitung benötigt. Die Belegung des Raumes zu den Trainingszeiten, z.B. dienstags und freitags 10:15 Uhr bis 11:15 Uhr für das Training muss fest eingeplant werden.

5.5. Materialien

Bei der Auswahl der Materialien ist es wichtig, dass sie überschaubar in der Anzahl und leicht in der Handhabung sind. Komplexe Materialien sowie häufiger Einsatz neuer führt zu Verwirrung und Überforderung bei Menschen mit Demenz. Materialien mit hohem Aufforderungscharakter (Bälle, Tücher, Luftballons) sind besonders geeignet, da sie auch bei Menschen mit Demenz automatisierte Bewegungsimpulse, z.B. durch Werfen, auslösen (Jasper & Regelin, 2011).

Benötigt werden:

- Togu-Brasil-Handtrainer
- „Käse-Schirm“, 2 m Durchmesser
- Luftballon-Ball, 27 cm Durchmesser, regenbogenfarben
- Strandball, 25 cm Durchmesser, zweifarbig
- Over-Ball, 22 cm Durchmesser
- Universal-Sportball, 26 cm Durchmesser, gelb
- Knautsch-Bälle, 16 cm Durchmesser, regenbogenfarben
- Igel-Bälle mit Ventil, 6, 8 und 9 cm Durchmesser, verschiedene Farben

- Gel-Bälle, soft und extra-soft, 5 cm Durchmesser, verschiedene Farben
- Luftballons, mittlere Größe und XXL-Punching, verschieden Farben
- Zeitungsrollen
- Igel-Ringe
- Rubber-Bänder, 28 cm, leichte und mittlere Stärke

Da nicht alle Materialien im Trainingsraum aufbewahrt werden können, ist es sinnvoll, diese auf einem Rollwagen an ihrem Aufbewahrungsort zu lagern und diesen jeweils zu den Trainingseinheiten holen. Es ist vorteilhaft, wenn die Materialien während der Trainingseinheit ansprechend und übersichtlich präsentiert werden, z.B. in einem offenen Korb, damit sie für die Teilnehmerinnen leicht herausnehmbar sind. Für das Aufblasen der Luftballons und der Igel-Bälle ist eine Pumpe mit entsprechenden Ventilen zu empfehlen.

5.6. Teilnehmerinnen

Beobachtungen der Verfasserin zeigen, dass Bewohnerinnen mit Demenz eine relativ heterogene Gruppe im Pflegeheim bilden, deren Spektrum von hochaltrigen, sehr pflegebedürftigen, immobilen Bewohnerinnen mit schwerer Demenz bis hin zu jüngeren (zwischen ca. 65 und 80 Jahren), körperlich noch beweglichen mit leichter Demenz reicht.

„Verschiedene Demenzstadien bedürfen differenzierter Trainingsansätze und Zielsetzungen“ (Schwenk & Hauer, 2008, S. 20). Deshalb sollte die Trainingsgruppe nur Teilnehmerinnen mit einem ähnlichen kognitiven Status einschließen. Da in den oben vorgestellten Studien Trainingseffekte für ältere Menschen mit leichter bis mittelschwerer Demenz nachgewiesen werden konnten, richtet sich die vorliegende Konzeption an Pflegeheimbewohnerinnen mit einem MMST-Wert zwischen 17 und 22, die noch selbständig mit oder ohne Hilfsmittel mindestens 10 m gehen können. Die Trainingsgruppe sollte zwischen vier und sechs Teilnehmerinnen umfassen (Schwenk et al., 2010). Ausschlusskriterien sind starke Verhaltensauffälligkeiten, schwere somatische oder andere psychische Erkrankungen. Da diese in der Pflegedokumentation erfasst sind, können die potentiellen Teilnehmerinnen gezielt ausgewählt werden.

5.7. Trainingsleitung

Eine externe DOSB-Übungsleiterin „B“ Sport für Ältere mit einer Zusatzqualifizierung in einem der o.g. Trainingsprogramme für ältere Menschen mit Demenz sollte das Training leiten. Sie wird unterstützt von einer Mitarbeiterin vom Sozialdienst, welche speziell für die Arbeit für Menschen mit Demenz (Demenz, bzw. Alltagsbegleiter) ausgebildet ist und über praktische Erfahrung mit körperlichen Übungen für diese Zielgruppe verfügt. Auch Ergotherapeutinnen mit spezifischem Demenz-

Wissen sind gut dafür geeignet. Es ist wichtig, dass immer die gleichen Mitarbeiterinnen das Training leiten, damit sich zwischen den Teilnehmerinnen und ihnen Vertrauen entwickeln kann und die Übungsleiterinnen die Teilnehmerinnen gut kennen und einschätzen lernen.

Oft ist die Durchführung von Bewegungsübungen und Trainingsprogrammen für Menschen mit Demenz in der Fachliteratur, z.B. bei Jasper & Regelin (2011) und bei Oswald & Ackermann (2009) an Fachkräfte der Pflege adressiert. Dass diese regelmäßig Trainingsgruppen anleiten, ist zurzeit in sehr vielen Altenpflegeeinrichtungen unrealistisch. Selbstverständlich sind Formen körperlicher und geistiger Aktivierung Bestandteil jeder Altenpflegeausbildung. Doch im Pflegealltag reichen wegen des hohen Effektivitätsdrucks die Kapazitäten der Pflegekräfte meistens nicht aus, um alle notwendigen Pflegeaufgaben in guter Qualität zu erfüllen. Im Gegenteil, oft ist die Bewältigung originär pflegerischer Aufgaben (z.B. Essenanreichen, Toilettengänge) durch Mitarbeiterinnen des Sozialdienstes unerlässlich.

5.8. Bekanntmachung des Trainingsprogramms

Für das Gelingen des Trainingsprogramms ist es entscheidend, das Pflegepersonal und alle im Umfeld Beteiligten (Hausärztinnen, Angehörige, externe Betreuerinnen) zu informieren. Diese Aufgabe übernimmt der Sozialdienst durch Aushänge an den dafür üblichen Stellen der Einrichtung sowie auf dem Wohnbereich. Außerdem stimmen sich die Leiterin des Sozialdienstes sowie die Pflegedienstleitung ab, damit das Trainingsprogramm in einer Teamsitzung den Pflegekräften vorgestellt werden kann. Mit einem Protokoll der Teamsitzung werden auch diejenigen Pflegekräfte erreicht, die aufgrund des Schichtdienstes nicht an der Teamsitzung teilnehmen können. Nur, wenn das Trainingsprogramm bei den Pflegekräften als sinnvoll, auch im Sinne ihrer Entlastung erachtet wird, kann die Durchführung gelingen. Die Trainingszeitpunkte sowie die Namen der Teilnehmerinnen werden im Wochenplan des Pflegebereiches eingetragen und festgelegt. Es wird auch bestimmt, welche Pflegkraft, die Mitarbeiterinnen des Sozialdienstes beim Transfer zum bzw. vom Trainingsraum jeweils 15 Minuten vor Trainingsbeginn sowie fünf Minuten nach Trainingsende unterstützt.

Um die Bewohnerinnen für das Trainingsprogramm zu gewinnen, sollte jede in einem persönlichen Gespräch über die Eckdaten informiert werden. Hierbei ist es wichtig, angepasst an individuelle Bedürfnisse und Bezug zu Bewegung unterschiedliche Vorzüge des Trainings hervorzuheben, beispielsweise Geselligkeit, Spaß an Bewegung, Vorteile von wiedergewonnener Mobilität. Um zur Teilnahme zu motivieren, könnte auch die Unterstützung durch die Angehörigen hilfreich sein. Deshalb ist es wichtig, diese im Vorfeld des Trainingsprogramms persönlich anzusprechen und in dessen Verlauf über Erfahrungen der Bewohnerin in Austausch zu treten.

6. Durchführung des Trainingsprogramms

Etwa die erste Hälfte der Trainingseinheiten wird ausschließlich im Sitzen durchgeführt, um Grundlagen für die Kräftigung und Beweglichkeit des Körpers zu schaffen. Danach werden sukzessive Übungen im Stehen in die Trainingseinheiten integriert, um die Trainingseffekte zu vertiefen sowie das statische und vor allem das dynamische Gleichgewicht zu fördern.

Das soll erreicht werden durch:

- Kraftausdauertraining der Muskelgruppen, die für mobilitätsbezogene Alltagskompetenz besonders wichtig sind

  Beinmuskeln (vor allem Oberschenkelmuskulatur)
  Rücken- und Bauchmuskeln
  Arm- und Schultermuskeln

- Koordinationsübungen: zur Stabilisierung des statischen und dynamischen Gleichgewichts
- Dual-Task-Training: zur Bewältigung komplexerer Bewegungssituationen

Die Körperübungen werden durch Sequenzen kognitiver Aktivierung ergänzt. Eine Kombination aus körperlicher und kognitiver Aktivierung hat sich als wirksamer erwiesen als reines körperliches Training (Oswald et al., 2002). Die Themen beziehen sich auf jeweils einen Körperteil und werden in Form von Assoziationen und Redewendungen angeboten, die persönliche Erinnerungen wecken und die ausgeführten Körperübungen damit verknüpfen sollen.

6.1. Didaktische Aspekte

Für das Gelingen des Trainingsprogramms ist die Berücksichtigung der nachfolgenden Prinzipien (Theune, 2009) empfehlenswert. Sie helfen dabei, aus der Vielzahl der Gestaltungsmöglichkeiten, diejenigen auszuwählen, welche am besten für ein Trainingsprogramm mit Menschen mit Demenz geeignet sind:

- Anschaulichkeit: Auswahl der Trainingsinhalte mit Bezug zur Lebenswelt der Teilnehmerinnen
- Ganzheitlichkeit: Bewegung auf der körperlichen Ebene beeinflusst auch die anderen, z.B. Kognition und Emotion
- Differenzierung: Berücksichtigung der unterschiedlichen Bedürfnisse, Fähigkeiten und Interessen der Teilnehmerinnen
- Individualität: Akzeptanz individuell unterschiedlicher Möglichkeiten bei der Ausführung der Übungen, nur bei schädigender Ausführung sensible Korrektur

- Bewusstheit: die Aufmerksamkeit der Teilnehmerinnen auf die eigene Körperwahrnehmung lenken, was für ältere Menschen mit Demenz besonders wichtig ist, da die Körperwahrnehmung mit dem Fortschreiten der Erkrankung zunehmend verlorengeht
- Selbsttätigkeit: die Teilnehmerinnen sollten nicht „bedient", sondern zu eigenem Tun (z.B. durch kleine Unterstützung beim Verteilen von Material) sowie gegenseitiger Hilfe angeregt werden

6.2. Besonderheiten des Trainings von älteren Menschen mit Demenz

Durch die Erkrankung sind Menschen mit Demenz in ihrer zeitlichen und räumlichen Orientierung beeinträchtigt. Das Erfassen und Bewältigen komplexer Vorgänge und Handlungen ist mit Schwierigkeiten verbunden. Dies führt häufig zu Überforderung, die sich in unterschiedlichen Reaktionen ausdrücken kann: z.B. Rückzug, Gereiztheit, Agitiertheit. Außerdem sind Konzentrationsfähigkeit, Merkspanne und Informationsverarbeitungsgeschwindigkeit herabgesetzt. Die Ausdrucksfähigkeit kann durch Wortfindungsstörungen gestört sein. Teilweise sind bei den Bewohnerinnen Antriebsverarmung bzw. mangelnde Eigeninitiative bemerkbar. Deshalb ist eine besondere methodische Vorgehensweise für das Trainingsprogramm erforderlich (Schwenk et al., 2008):

- Übungen klar und einfach strukturieren: in Abschnitte gliedern und häufig wiederholen, z.B. Aufstehen vom Stuhl
- Behutsame Steigerung des Schwierigkeitsgrades: Lerntempo den Möglichkeiten der Teilnehmerinnen anpassen
- Trainingsfortschritte betonen: Kompetenzgefühl und Motivation durch beständige Anerkennung anregen
- Demenzgerechtes Anleiten der Übungen: angepasste Kommunikation, konkret bedeutet das:

  Verbal

  1. Sichergehen, dass die Aufmerksamkeit der Teilnehmerinnen auf die Übungsleitung gerichtet ist
  2. In kurzen, direkten Sätzen sprechen, Pronomen vermeiden
  3. Affirmativ formulieren, da negative Formulierungen die Komplexität des Gesagten erhöhen
  4. Übungen mit klaren, einfachen Assoziationen verbinden, statt Übungsanweisungen in der Fachsprache

  Nonverbal

  1. Gesprochene Sprache gestisch begleiten

2. Bewegungen zur Nachahmung für die Teilnehmerinnen demonstrieren (spiegeln)
3. Sich in das Blickfeld aller Teilnehmerinnen begeben (Positionierung)
4. Taktile Unterstützung durch behutsame Berührung (Zustimmung vorausgesetzt) bzw. Führen der Bewegung
5. Bewegungsausführung rhythmisch bzw. lautmalerisch unterstützen („und links, und rechts", „jetzt nach vorn, jetzt nach oben" etc.)

Die empfohlene Vorgehensweise bei der individuellen Anleitung kann am Beispiel des Werfens und Fangens eines Balles wie folgt beschrieben werden:

1. Persönliche Ansprache (z.B. „Hallo, Frau Schön")
2. Blickkontakt herstellen
3. Sich versichern, dass die Aufmerksamkeit der Teilnehmerin auf die Anleiterin gerichtet ist
4. Ankündigung der Handlung („ich werfe jetzt den Ball zu Ihnen, Frau Schön"), diese gestisch unterstreichen
5. Den Ball werfen
6. Beobachten, ob die Teilnehmerin den Ball fangen kann (ggf. weiterer Versuch, zuvor das Fangen nochmals erklären und demonstrieren)
7. Die Teilnehmerin zum Rückwurf auffordern („Frau Schön, werfen Sie bitte den Ball zu mir zurück".) und sie auch gestisch dazu ermuntern (ggf. behutsam Unterstützung anbieten)
8. Rückwurf durch die Teilnehmerin
9. Anerkennung geben („sehr gut, Frau Schön")

Die Trainingsatmosphäre sollte „möglichst gleichbleibend freundlich, locker und offen sein" (Jasper & Regelin, 2011). Durch geordnete Abläufe können Hektik und Unterbrechungen (z.B. durch Pflegeaufgaben) vermieden und damit der Verwirrung der Teilnehmerinnen vorgebeugt werden.

6.3. Aufteilung der Trainingseinheiten

Abwechslung und Variation sind für die Planung und Durchführung von körperlichem Training von besonderer Bedeutung. Bereits bekannte Bewegungsausführungen können dadurch auf vielfältige Weise wiederholt und vertieft werden (Theune, 2009).

Das Zusammensein mit Menschen mit Demenz ist sehr situativ. Sie reagieren teilweise nicht erwartungsgemäß. Für das Gelingen der Unterrichtseinheit ist es wichtig, sich Zeit zu nehmen, um darauf angemessen zu reagieren. Deshalb umfasst eine Trainingseinheit unter Umständen weniger Zeit für Übungen und mehr für sozialen Kontakt als beim Training von Menschen ohne Demenz. Bei der Zeitplanung kann dies berücksichtigt werden, indem Klarheit darüber besteht, was in jedem Fall geübt werden soll. In der vorliegenden Konzeption wurde die Maximal-Variante in den einzelnen Trainingseinheiten festgehalten. Falls die Zeit nicht für alle Übungen ausreicht, kann eine Übung am Ende des Hauptteils weggelassen werden. Da die Konzentrationsfähigkeit der Teilnehmerinnen eingeschränkt ist, sollten die Übungen in kurzen Sequenzen von ca. fünf bis 10 Minuten durchgeführt werden mit jeweils einer kurzen anschließenden Pause zu Auflockerung. Auch eine Trinkpause nach ca. der Hälfte der Trainingseinheit ist ratsam.

Jede 60-minütige Trainingseinheit sollte nach der gleichen Struktur aufgebaut sein und in dieser Reihenfolge durchgeführt werden (Theune, 2009):

• Vorbereitung (zählt nicht zur Trainingsdauer)	• Raum auf „Empfang" vorbereiten: Lüften, Wärme regulieren, Ordnung herstellen, Sitzgelegenheiten herrichten, Material sowie Getränke für Trinkpause bereitstellen	15 Min.
• Einstiegsphase	• Teilnehmerinnen empfangen und begrüßen • sicherstellen, dass jede ihre Hilfsmittel (Brille, Hörgerät, Rollator, Zahnprothese) bei sich hat • Anfangsritual: Bewegung/Spiel zum Aufwärmen • In Thema/Schwerpunkt durch kognitive Aktivierung einführen	15 – 20 Min.
• Hauptphase	• Übungen nacheinander einführen: vorzeigen, anleiten, Ausführung beobachten, ggf. sensible Korrektur • Trinkpause	30 Min.
• Abschlussphase	• Ausklang entsprechend der Stimmung der Gruppe • Schlussritual: Bewegungsspiel • Verabschiedung der Teilnehmerinnen	10 Min.
• Nachbereitung (zählt nicht zur Trainingsdauer)	• Beobachtungen zu den Teilnehmerinnen und zum Verlauf der Trainingseinheit mit Helferin austauschen • Wichtiges bzw. Ideen notieren • Aufräumen • Rückmeldung an Schichtleitung der Pflegekräfte zur Erfassung des Verlaufs der Trainingseinheit im Dokumentationssystem	15 Min

6.4. Evaluation

In der stationären Altenpflege werden die Bedürfnisse und Aktivitäten der Bewohnerinnen anhand von theoriegeleiteten Pflegemodellen strukturiert und erfasst. Ein häufig eingesetztes Instrument ist das Pflegekonzept nach Monika Krohwinkel. Es beinhaltet 13 Aktivitäten und existentiellen Erfahrungen des Lebens (AEDL) (Schmidt, 2010). Die AEDL Nr. 2 „Sich bewegen“ schließt wichtige Aspekte für die mobilitätsbezogene Bewältigung des Alltags der Bewohnerinnen ein, auch die in der vorliegenden Konzeption trainierten – Aufstehen und Sich Hinsetzen.

Anhand des in den AEDL für jede Bewohnerin dokumentierten funktionellen Status‘ kann dieser vor Beginn und nach Beendigung der Intervention miteinander verglichen werden. In der Pflegeplanung wird dieser sehr detailliert erfasst (Hellmann, 2006) und ist aussagekräftig, um die Effekte des Trainingsprogramms nachzuweisen. Im Verlauf des Trainingsprogramms wird die Auswirkung des Trainings auf die einzelnen Teilnehmerinnen auf dem Pflegebereich in Fall-Besprechungen reflektiert und das weitere Vorgehen mit der Trainingsleitung abgestimmt.

Eine weitere Möglichkeit der Überprüfung der Effektivität des Trainingsprogramms könnte über die Erfassung der Lebensqualität der Teilnehmerinnen durchgeführt werden. Diese ist bei Menschen mit Demenz mit Besonderheiten verbunden, da diese (vor allem) in ihren verbalen Ausdrucksmöglichkeiten eingeschränkt sind. In der bisherigen relevanten Forschung wurden die Auswirkungen der Interventionen auf die Lebensqualität der Teilnehmenden nicht untersucht. Der Grund hierfür könnte darin liegen, dass Lebensqualität ein komplexes theoretisches Konstrukt ist und nicht einfach wie andere Variablen (z.B. Handkraft oder Schrittgeschwindigkeit) gemessen werden kann. Die Durchführung von Messungen zur Lebensqualität von Menschen mit Demenz ist meistens aufwendig und setzt speziell qualifiziertes Fachpersonal voraus. Ein Messinstrument, welches eine gute Test-Retest-Reliabilität sowie eine gute Validität aufweist, ist das Beobachtungsinstrument *„Dementia Care Mapping“* (Ready & Ott, 2003). Es wurde 1992 vom Team der Bradford Dementia Group um Tom Kitwood entwickelt und folgt dessen personzentriertem Ansatz im Umgang mit Menschen mit Demenz (Müller-Herg, 2003; Müller-Hergl, 2000). Eine detaillierte Beschreibung würde jedoch über den Rahmen der vorliegenden Arbeit hinausgehen. Hierfür kann auf das Buch von Müller-Hergl (Innes & Müller-Herg, 2004) verwiesen werden. Für die interne Durchführung des Mappings in einer Einrichtung könnte eine Mitarbeiterin des Sozialdienstes in einem Basiskurs qualifiziert und zertifiziert werden. Sie müsste dann den Teilnehmerinnen vorgestellt werden und ihre Anwesenheit während der einzelnen Trainingseinheiten von der Gruppe akzeptiert sein. Durch ein behutsam erklärendes Vorgehen wäre das durchaus vorstellbar und für die Gewährleistung der Qualität des Trainingsprogramms sicher von Vorteil.

6.5. *Weiterführung des Trainings*

Nach den 10 Wochen, wenn das Trainingsprogramm einmal komplett durchgelaufen ist, sollte es wieder von vorn beginnen. Erkenntnisse aus der SimA-P-Studie lassen darauf schließen, dass motorisch-funktionellen Transfereffekte auf die Alltagsaktivitäten der Pflegeheimbewohnerinnen erst nach 12 Monaten Training eintreten (Oswald et al., 2006). Deshalb sollte die Weiterführung durch Wiederholung des Trainingsprogrammes durch die Pflegeeinrichtung auf jeden Fall gewährleistet werden. Die externe DOSB-Übungsleiterin sollte deshalb mindestens für den Zeitraum eines Jahres das Training leiten, um wenigstens zwei Sozialdienst-Mitarbeiterinnen möglichst gut in die Übungsanleitung einzuarbeiten. Außerdem sollten diejenigen beiden ehrenamtlichen Mitarbeiterinnen, welche die Durchführung des Trainingsprogramms unterstützt hatten, weiterhin daran beteiligt sein, um weitere Erfahrungen und Kompetenzen zu erwerben. Nach den 12 Monaten wäre auf diese Weise die Weiterführung des Trainingsprogramms durch Sozialdienst- und ehrenamtlichen Mitarbeiterinnen der Pflegeeinrichtung, die sich auch gegenseitig vertreten könnten, möglich.

7. Konzeption der Trainingseinheiten

Die Trainingseinheiten sind so aufgebaut, dass in der Zeitplanung das langsamere Tempo bei der Verständigung, bei der Ausführung der Übungen sowie häufigere kurze Pausen berücksichtigt wurden.

Um die Übungen gut ausführen zu können, ist es für die Bewohnerinnen wichtig, jeweils eine bestimmte Körperhaltung einzunehmen. Die Beschreibungen von wiederkehrenden Körpergrundhaltungen sowie diejenigen von besonderen Bewegungsspielen sind aus Platzgründen in den nachfolgenden Abschnitten festgehalten.

Die Beschreibungen für Körperhaltung und einiger grundlegender Übungen basieren auf dem Programm „Psychomotorische Aktivierung mit SimA® - P“ (Oswald & Ackermann, 2009).

7.1. *Körpergrundhaltungen*

Stehen

Grundstellung: aufrecht stehen, Kinn und Schultern leicht nach hinten gezogen, Füße stehen hüftbreit auseinander

Aufrechter Stand: wie Grundstellung, mit geschlossenen Füßen

Hinterm dem Stuhl stehend: wie Grundstellung, beide Hände liegen oben auf der Stuhllehne auf und halten sich bei Bedarf fest

Seitlich vom Stuhl stehend: wie Grundstellung, eine Hände liegt oben auf der Stuhllehne auf und hält sich bei Bedarf fest

Sitzen

Sicherer Sitz: sich an die Rückenlehne anlehnen und Sitzfläche voll ausnutzen

Aufrechter Sitz: drei Viertel der Sitzfläche ausnutzen ohne die Rückenlehne zu berühren

Aufrechter Sitz auf Vorderkante: die Hälfte der Sitzfläche ausnutzen ohne die Rückenlehne zu berühren

Aufrechter Sitz mit Festhalten: wie aufrechter Sitz auf Vorderkante, mit den Händen nach hinten die seitliche Kante der Sitzfläche umfassen

7.2. Grundübungen

Beweglichkeit

„Zehenstrecken im Sitzen": Aufrechter Sitz mit Festhalten

- ✓ Ein Bein ausstrecken und mit der Ferse den Boden berühren
- ✓ Anderes Bein anwinkeln, Fußsohle flach auf den Boden
- ✓ Zehen des ausgestreckten Beines zu sich heranziehen; kurz halten – entspannen
- ✓ Zehen des ausgestreckten Beines von sich weg strecken; kurz halten – entspannen
- ✓ Gleiche Übung mit dem anderen Bein
- ✓ Gleiche Übung mit beiden Beinen gleichzeitig
- ✓ Beine ausschütteln und lockern

Gleichgewicht

„Kopfdrehen beim Gehen im Sitzen": Sicherer Sitz

- ✓ Gehen im Sitzen mit Armunterstützung
- ✓ Auf Kommando Kopf nach rechts drehen, weitergehen
- ✓ Auf Kommando Kopf nach links drehen, weitergehen
- ✓ Auf Kommando Kopf nach oben drehen, weitergehen
- ✓ Auf Kommando Kopf nach unten drehen, weitergehen

7.3. Beschreibungen von Bewegungsspielen

„Eine anstrengende Woche" (Theune, 2009, S. 207-208)

Aufrechter Sitz, laut vorsprechen und -zeigen, dann mit den Teilnehmerinnen gemeinsam laut sprechen und ausführen:

- ✓ „Sieben Tage hat die Woche, siebenmal gibt es zu tun, sieben Sachen sind zu machen, erst am Ende ist gut ruh'n
- ✓ am Montag: erst das eine, dann das andere Knie heben
- ✓ am Dienstag: erst das eine, dann das andere Bein gestreckt anheben
- ✓ am Mittwoch: sich auf die Oberschenkel klopfen
- ✓ am Donnerstag: sich mit der rechten Hand das rechte Knie reibend wärmen, dann mit der linken Hand das linke Knie
- ✓ am Freitag: sich mit der linken, dann mit der rechten Hand am Kopf kratzen
- ✓ am Samstag: die Hände in die Taille stützen und mit dem Kopf schütteln
- ✓ am Sonntag: sich im Stuhl zurücklehnen, die Arme verschränken und lächeln.

„Mein Hut, der hat drei Ecken“:

Text

Mein Hut, der hat drei Ecken,
drei Ecken hat mein Hut.
Und hät' er nicht drei Ecken,
so wär's auch nicht mein Hut.

Sicherer Sitz, laut vorsingen und vorzeigen, dann gemeinsam singen und ausführen:

- ✓ „Mein“ – mit der rechten Hand zu sich selbst zeigen
- ✓ Hut“ – mit der rechten Hand auf den Kopf tippen
- ✓ „drei“ – mit Daumen, Zeige- und Mittelfinger der rechten Hand „drei“ zeigen
- ✓ „Ecken“ – mit der linken Hand den rechten Ellenbogen berühren

Anschließend alles mit der linken Hand wiederholen.

Steigerungsmöglichkeit: jeweils nacheinander das Singen von „mein“, „Hut“, „drei“, „Ecken“ weglassen und nur die Bewegungen ausführen.

„Laurentia“:

Text

Laurentia, liebe Laurentia mein,
wann werden wir wieder zusammen sein?
Am Montag.
Ach wenn doch erst wieder Montag wär' und ich mit meiner Laurentia zusammen wär, am Montag.

Laurentia, liebe Laurentia mein,
wann werden wir wieder zusammen sein?
Am Dienstag.

Ach wenn doch erst wieder Montag, Dienstag wär' und ich mit meiner Laurentia zusammen wär, am Dienstag.
usw.

Sicherer Sitz, Übungsleiterin sitzt zwischen den Teilnehmerinnen, alle fassen sich bei den Händen, laut singen und vorzeigen, danach gemeinsam laut singen und ausführen:

- ✓ im Rhythmus des Liedes den Oberkörper wiegen
- ✓ bei der Nennung von „Laurentia" beide Arme kurz nach oben heben
- ✓ bei der Nennung des Wochentages den Oberkörper nach vorne beugen

„Ein kleiner Matrose":
Melodie „Der Mai ist gekommen"
Text
Ein kleiner Matrose umsegelte die Welt.
Er liebte ein Mädchen, das hatte gar kein Geld.
Das Mädchen muss weinen, und wer war schuld daran?
Der kleine Matrose in seinem Liebeswahn.

Sicherer Sitz, Übungsleiterin sitzt zwischen den Teilnehmerinnen, alle fassen sich bei den Händen, laut singen und vorzeigen, danach gemeinsam laut singen und ausführen:

- ✓ *ein* - Daumen zeigt eine Eins
- ✓ *kleiner* - Hand auf Hüfthöhe oder kleine Strecke zwischen Daumen und Zeigefinger
- ✓ *Matrose* - Matrosengruß, Hand an die gedachte Matrosen Mütze
- ✓ *umsegelte* - Wellenbewegung mit beiden Händen die dabei ein Segel formen können
- ✓ *Welt* - Bewegung in Form einer Weltkugel
- ✓ *liebte* - Hand aufs Herz oder sich selbst umarmen
- ✓ *Mädchen* - vertikaler Wellenbewegung weibliche Formen andeuten
- ✓ *gar kein* - Kopf schütteln
- ✓ *Geld* - Daumen und Finger gegeneinander reiben
- ✓ *weinen* - imaginäre Träne vom Auge wischen
- ✓ *schuld* - Moralischer Zeigefinger
- ✓ *Liebeswahn* – mit dem Zeigefinger an den Kopf tippen

7.4. Trainingseinheiten

Nr. 1	Datum / Uhrzeit dienstags & freitags, 10:15 – 11:15 Uhr	Gruppe Vergissmeinnicht	Ort Aktivierungsraum
Ziele / Akzente			**Vorbereiten / Mitnehmen**
Kräftigung der unteren Extremitäten im Sitzen			Stühle im Stuhlkreis aufstellen, Knautschball, Themenkarte „Beine"

Aufstehen und Sich Hinsetzen

Einstieg

Ziele/Akzente	Inhalte / Methoden	Materialien	Zeit / ÜL
Begrüßung und Kennenlernen durch spielerische Gedächtnisaktivierung, Erwärmung	Aufrechter Sitz: Spiel: eigenen Namen nennen und Ball der Nachbarin weiterreichen, mehrmaliger Richtungswechsel	Knautschball	7 Min.
Thema mithilfe kognitiver Aktivierung vorstellen	Aufrechter Sitz: Redensarten zum Thema „Beine" (z.B. jemandem Beine machen, Beinfreiheit, mit beiden Beinen im Leben stehen, Holzbein, Beinlänge, Beinkleider, mit dem falschen Bein aufgestanden)	Themenkarte	7 Min.

Hauptteil

Ziele/Akzente	Inhalte / Methoden	Materialien	Zeit
Kraftausdauer: Heben der angewinkelten Beine, jeweils 10 x, zwei Durchgänge	Aufrechter Sitz: auf Vorderkante: rechtes Knie soweit wie möglich nach oben ziehen, kurz halten, Fuß wieder auf Boden absetzen das Gleiche mit dem linken Knie Lockerungspause zwischen den Durchgängen		5 Min.
Kraftausdauer: Heben der gestreckten Beine jeweils 10 x, zwei Durchgänge	Aufrechter Sitz auf Vorderkante: rechtes Bein nach vorne strecken (Knie leicht gebeugt), Bein nach oben heben und gleich wieder senken, das Gleiche mit dem linken Knie Lockerungspause zwischen den Durchgängen		5 Min.
Trinkpause			3 Min.
Kraftausdauer und Koordination: Abwechselnd Heben – Strecken – Beugen der Beine jeweils 10 x, zwei Durchgänge	Aufrechter Sitz auf Vorderkante: echtes Knie gebeugt anheben, Unterschenkel nach vorne strecken, Knie wieder beugen, Fuß absetzen das Gleiche mit dem linken Knie Lockerungspause zwischen den Durchgängen		5 Min.

Beweglichkeit: Dehnung der unteren Extremitäten jeweils 5 x, zwei Durchgänge	„Zehenstrecken im Sitzen" Lockerungspause zwischen den Durchgängen		5 Min.
Kraftausdauer und Koordination: jeweils 5 x, zwei Durchgänge	„Kopfdrehen beim Gehen im Sitzen" Lockerungspause zwischen den Durchgängen		5 Min.

Ausklang

Ziele/Akzente	Inhalte / Methoden	Materialien	Zeit
Bewegungsspiel: Kombination von kognitiver Aktivierung und Kraftausdauer	„Eine anstrengende Woche"		7 Min.
Verabschiedung der Teilnehmerinnen			3 Min.

Nachbereitung:
Reflexion und Austausch über den Verlauf der Trainingseinheit und das Erleben der Teilnehmerinnen, Ergebnisse in den nächsten Trainingseinheiten berücksichtigen

Nr. 2	Datum / Uhrzeit	Gruppe	Ort
	dienstags & freitags, 10:15 – 11:15 Uhr	Vergissmeinnicht	Aktivierungsraum

Ziele / Akzente	Vorbereiten / Mitnehmen
Kräftigung des Rumpfes im Sitzen	Stühle im Stuhlkreis aufstellen, XXL-Punching-Luftballon, Themenkarte „Rücken", CD-Player + CD

Aufstehen und Sich Hinsetzen

Einstieg

Ziele/Akzente	Inhalte / Methoden	Materialien	Zeit / ÜL
Begrüßung und Erwärmung	Aufrechter Sitz: Luftballon-Spiel: den Luftballon mit allen zur Verfügung stehenden Körperteilen (Hände, Füße, Knie, Kopf) im Stuhlkreis einander zuspielen	XXL-Punching-Luftballon	7 Min.
Thema durch kognitive Aktivierung vorstellen	Aufrechter Sitz: Redensarten zum Thema „Rücken" (z.B. jemanden den Rücken frei halten, Rückenlehne, Rückenschwimmen, in den Rücken fallen, Rückenmassage)	Themenkarte	7 Min.

Hauptteil

Ziele/Akzente	Inhalte / Methoden	Materialien	Zeit
Beweglichkeit: Rumpfübungen jeweils 10 x, zwei Durchgänge	Aufrechter Sitz: mit der rechten Hand zur linken Hüfte greifen, Oberkörper und Kopf dabei mit drehen		5 Min.

	das Gleiche für linke Hand/rechte Hüfte danach Katzenbuckel machen, Kinn dabei zur Brust führen Lockerungspause zwischen den Durchgängen		
Kraftausdauer und Gleichgewicht: Schunkeln	Aufrechter Sitz: langsame Gewichtsverlagerung nach rechts, zurück zur Ausgangsposition, langsame Gewichtsverlagerung nach links Wiederholung mit allmählicher Steigerung des Tempos im Rhythmus der Musik	CD-Player + CD mit „Das alte Forsthaus" oder „Schneewalzer"	5 Min.
Trinkpause			3 Min.
Beweglichkeit und Gleichgewicht: Rumpfbeugen jeweils 10 x, zwei Durchgänge	Aufrechter Sitz: Arme in die Hüften stützen, Oberkörper langsam nach rechts neigen, kurz halten, aufrichten das Gleiche nach links und nach vorn Lockerungspause zwischen den Durchgängen		5 Min.
Kraftausdauer und Gleichgewicht: Gehen im Sitzen mit Gewichtsverlagerung	Aufrechter Sitz: langsam auf der Stelle gehen, dabei langsame Gewichtsverlagerung nach rechts, dann nach links, dann nach vorne und wieder nach hinten langsam Tempo steigern		5 Min.
Beweglichkeit und Kraftausdauer: Rumpfdrehbeugen jeweils 10 x, zwei Durchgänge	Aufrechter Sitz: Arme vor der Brust verschränken, Diagonalbewegung des rechten Ellenbogens zum linken Knie, dabei Bein leicht anheben, zurück zur Ausgangsposition das Gleiche mit linkem Ellenbogen und rechtem Knie, zurück zur Ausgangsposition danach beide Übungen ohne Anheben des Beines Lockerungspause zwischen den Durchgängen		5 Min.
Ausklang			
Ziele/Akzente	**Inhalte / Methoden**	**Materialien**	**Zeit**
Bewegungsspiel: Kombination von kognitiver Aktivierung und Koordination	„Laurentia"		7 Min.
Verabschiedung der Teilnehmerinnen			3 Min.
Nachbereitung: Reflexion und Austausch über den Verlauf der Trainingseinheit und das Erleben der Teilnehmerinnen, Ergebnisse in den nächsten Trainingseinheiten berücksichtigen			

Nr. 3	**Datum / Uhrzeit** dienstags & freitags, 10:15 – 11:15 Uhr	**Gruppe** Vergissmeinnicht	**Ort** Aktivierungsraum
Ziele / Akzente			**Vorbereiten / Mitnehmen**
Kräftigung der oberen Extremitäten im Sitzen			Stühle im Stuhlkreis aufstellen, Igelringe, Togu-Brasilhandtrainer, Themenkarte „Arme“
Aufstehen und Sich Hinsetzen			

Einstieg

Ziele/Akzente	Inhalte / Methoden	Materialien	Zeit / ÜL
Begrüßung und Erwärmung, Taktile Wahrnehmung	Aufrechter Sitz: Ring mit den Händen links und rechts umfassen, Arme in Brusthöhe anheben, Ringseiten mehrmals nach oben und unten gegeneinander „verschieben“, absetzen dann Ring mit den Händen links und rechts umfassen, Arme in Brusthöhe anheben, Ringseiten mehrmals so gegeneinander „verdrehen“, dass eine liegende „Acht“ entsteht, absetzen dann Ring links und rechts jeweils Daumen, Zeige- und Mittelfinger anfassen, vor-, dann rückwärts drehen, dann Ring senkrecht auf Brusthöhe halten, Daumen beider Hände gegenüber in den Reifen setzen sodass der Ring unter Spannung steht, Daumenrücken zeigen zum Körper, Ring vorwärts, dann rückwärts kreisen lassen	Igel-Ringe	7 Min.
Thema durch kognitive Aktivierung vorstellen	Aufrechter Sitz: Redensarten zum Thema „Arme“ (z.B. jemanden auf den Arm nehmen, in den Arm nehmen, umarmen, um Armes Länge, am ausgestreckten Arm verhungern lassen, Arme verschränken, Armband)	Themenkarte	7 Min.

Hauptteil

Ziele/Akzente	Inhalte / Methoden	Materialien	Zeit
Koordination: Diagonalbewegungen der Arme jeweils 10 x, zwei Durchgänge	Aufrechter Sitz: Hände liegen im Schoß, linke Hand an rechtes Ohr führen, wieder ablegen Das Gleiche mit der rechten Hand Lockerungspause zwischen den Durchgängen		3 Min.

Kraftausdauer, Beweglichkeit, Koordination: Heben und Drehen der Unterarme jeweils 5 x ohne Abzusetzen, drei Durchgänge	Sicherer Sitz: Arme liegen seitlich am Körper an, Unterarme waagerecht nach vorne heben, Hände ausgestreckt, Handflächen zeigen nach innen, gleichzeitig beide Unterarme und Hände drehen, sodass die Handflächen nach oben zeigen, zurück drehen, dann abwechselnd links und rechts dann das Gleiche mit nach unten bzw. nach oben zeigenden Handflächen Steigerungsmöglichkeit: Handflächen nach Ansage drehen Lockerungspause zwischen den Durchgängen		3 Min.
Trinkpause			3 Min.
Kraftausdauer: Arme mit Gewichten nach vorn heben jeweils 10 x, zwei Durchgänge	Aufrechter Sitz: Gewichte liegen locker in der Hand, Arme hängen seitlich am Körper herab, Handrücken zeigt nach außen, Arme gleichzeitig langsam rechtwinklig nach vorne anheben, danach die Arme langsam wieder senken Lockerungspause zwischen den Durchgängen	Togu-Brasil-Handtrainer	3Min.
Kraftausdauer: Arme mit Gewichten über den Kopf heben jeweils 10 x, zwei Durchgänge	Aufrechter Sitz: Gewichte liegen locker in der Hand, Hände liegen locker auf den Oberschenkeln, Arme wechselseitig langsam an den Schultern vorbei über den Kopf nach oben heben, danach die Arme langsam wieder senken Lockerungspause zwischen den Durchgängen	Togu-Brasil-Handtrainer	5 Min.
Kraftausdauer: Arme mit Gewichten seitlich heben jeweils 10 x, zwei Durchgänge	Aufrechter Sitz: liegen locker in der Hand, Arme hängen seitlich am Körper herab, Handrücken zeigt nach außen, Arme gleichzeitig mit den Gewichten auf Schulterhöhe seitlich anheben, Unterarme sehr langsam bis auf Schulterhöhe anheben, Ellenbogen bleibt leicht gebeugt, Arme langsam wieder sinken lassen Lockerungspause zwischen den Durchgängen	Togu-Brasil-Handtrainer	3 Min.
Kraftausdauer: Arme mit Gewichten zur Schulter führen jeweils 5 x, drei Durchgänge	Aufrechter Sitz: liegen locker in der Hand, Arme hängen seitlich am Körper herab, Arme mit den Gewichten auf Schulterhöhe seitlich anheben, Unterarme sehr langsam zu den Schultern bewegen, mit den Gewichten die Schultern kurz berühren, Arme langsam seitlich öffnen, Arme sollen auf Schulterhöhe bleiben Lockerungspause zwischen den Durchgängen	Togu-Brasil-Handtrainer	3 Min.

Ausklang			
Ziele/Akzente	**Inhalte / Methoden**	**Materialien**	**Zeit**
Bewegungsspiel: Kombination von kognitiver Aktivierung, Koordination sowie taktiler und auditiver Wahrnehmung	Sicherer Sitz: Handtrainer zwischen beiden Handflüchen langsam hin und her rollen, dann in die rechte Hand zwischen Daumen und Zeigefinger nehmen und rhythmisch schütteln und das Geräusch, welches die Füllung erzeugt wahrnehmen	Togu-Brasil-Handtrainer	3 Min.
Verabschiedung der Teilnehmerinnen			3 Min.
Nachbereitung: Reflexion und Austausch über den Verlauf der Trainingseinheit und das Erleben der Teilnehmerinnen, Ergebnisse in den nächsten Trainingseinheiten berücksichtigen			

Nr. 4	**Datum / Uhrzeit** dienstags & freitags, 10:15 – 11:15 Uhr	**Gruppe** Vergissmeinnicht	**Ort** Aktivierungsraum
Ziele / Akzente			**Vorbereiten / Mitnehmen**
Kräftigung der unteren Extremitäten im Sitzen			Stühle im Stuhlkreis aufstellen, Over-Ball, Strandball, Themenkarte „Füße", Rubber-Bänder
Aufstehen und Sich Hinsetzen			

Einstieg			
Ziele/Akzente	**Inhalte / Methoden**	**Materialien**	**Zeit / ÜL**
Begrüßung und Erwärmung	Aufrechter Sitz: Fußballspiel Sich die verschiedenen Bälle zuspielen erst mit einem, dann mit beiden Bälle	Over-Ball, Strandball	7 Min.
Thema durch kognitive Aktivierung vorstellen	Aufrechter Sitz: Redensarten zum Thema „Füße" (z.B. zeigt her eure Füße, Fußball, Fußstapfen, Fußabdruck, Fußsohlen, Fußbad, jemanden auf dem falschen Fuß erwischen, Fußbett, gut zu Fuß sein, Fußweg)	Themenkarte	7 Min.

Hauptteil			
Ziele/Akzente	**Inhalte / Methoden**	**Materialien**	**Zeit**
Beweglichkeit und Kraftausdauer: Heben und Bewegen der Beine jeweils 5 x, drei Durchgänge	Sicherer Sitz: linkes Bein strecken und langsam anheben, kurz halten und wieder absetzen, das Gleiche mit linkem Bein und mit beiden Beinen, dann beide Beine gestreckt anheben und nach außen öffnen und wieder schließen, absetzen dann beide Beine gestreckt anheben und wechselseitig nach oben und unten anheben (pendeln), absetzen dann beide Beine gestreckt anheben und wechselseitig überkreuzen Lockerungspause zwischen den Durchgängen		5 Min.
Beweglichkeit: Füße kreisen jeweils 5 x, drei Durchgänge	Sicherer Sitz: linke Hand auf den Oberschenkel ruhen lassen, linkes Bein leicht anheben, Fuß kreisen lassen (nicht das Bein!), Richtungswechsel das gleiche mit dem rechten Bein dann mit beiden Beinen Lockerungspause zwischen den Durchgängen		5 Min.
Beweglichkeit: Füße seitlich aufsetzen jeweils 5 x, drei Durchgänge	Aufrechter Sitz auf Vorderkante: Füße stehen flach auf dem Boden, Füße langsam und vorsichtige auf die Außenkanten rollen, dort kurz verharren und wieder zurück in die Ausgangsposition dann das Gleiche mit den Innenkanten Lockerungspause zwischen den Durchgängen		2 Min.
Beweglichkeit: Füße vorn und hinten aufsetzen jeweils 5 x, drei Durchgänge	Aufrechter Sitz auf Vorderkante: Füße stehen zusammen flach auf dem Boden, etwas zurückziehen, mit beiden Füße gleichzeitig auf die Fußballen gehen und wieder zurück dann abwechselnd mit linken und rechtem Fuß dann Füße etwas nach vorne schieben und das Gleich mit den Fersen Lockerungspause zwischen den Durchgängen		3 Min.
Trinkpause			3 Min.
Beweglichkeit und Kraftausdauer: Füße in verschiedene Schrittstellungen setzen jeweils 10 x, jeweils zwei Durchgänge	Aufrechter Sitz auf Vorderkante: Füße in Schrittstellung bringen, linker Fuß ist vorn, dann wechseln dann Füße nebeneinander flach aufsetzen, Füße nach außen setzen und wieder zusammen Lockerungspause zwischen den Durchgängen		5 Min.

Beweglichkeit und Kraftausdauer: Rubber-Band-Übung jeweils 5 x, drei Durchgänge	Aufrechter Sitz auf Vorderkante: Füße stehen flach auf dem Boden, Rubber-Band etwas oberhalb der Knöchel umlegen, Fußabstand so wählen, dass das Band leicht unter Spannung ist, linkes Bein bleibt stehen und das rechte Bein seitlich nach rechts bewegen ohne den Fuß abzusetzen das Gleiche mit dem linken Bein dann rechtes Bein nach vorn strecken und wieder zurückführen ohne den Fuß abzusetzen, linkes Bein bleibt stehen das Gleiche mit dem linken Bein Lockerungspause zwischen den Durchgängen	Rubber-Bänder	5 Min.
Ausklang			
Ziele/Akzente	**Inhalte / Methoden**	**Materialien**	**Zeit**
Bewegungsspiel: Kombination von kognitiver Aktivierung und Koordination	Aufrechter Sitz: Rhythmus: mit den Hände verschiedene Rhythmusfolgen auf die Oberschenkel klopfen Entspannung: mit den Händen die Oberschenkel und dann die Knie sanft massieren		7 Min.
Verabschiedung der Teilnehmerinnen			3 Min.
Nachbereitung: Reflexion und Austausch über den Verlauf der Trainingseinheit und das Erleben der Teilnehmerinnen, Ergebnisse in den nächsten Trainingseinheiten berücksichtigen			

Nr. 5	**Datum / Uhrzeit** dienstags & freitags, 10:15 – 11:15 Uhr	**Gruppe** Vergissmeinnicht		**Ort** Aktivierungsraum
Ziele / Akzente				**Vorbereiten / Mitnehmen**
Kräftigung des Rumpfes im Sitzen				Stühle im Stuhlkreis aufstellen, XXL-Punching-Luftballon, Strandball, Over-Ball, Gel-Bälle, Knautsch-Ball, Zeitungsrollen, „Käseschirm, Themenkarte „Kopf“,
Aufstehen und Sich Hinsetzen				
Einstieg				
Ziele/Akzente	**Inhalte / Methoden**		**Materialien**	**Zeit / ÜL**
Begrüßung und Erwärmung	Aufrechter Sitz: Luftballon-Spiel: den Luftballon mit allen zur Verfügung stehenden Körperteilen (Hände, Füße, Knie, Kopf) im Stuhlkreis einander zuspielen, dann mithilfe der Zeitungsrolle als „Schläger“		XXL-Punching-Luftballon, Zeitungsrollen	7 Min.

Thema durch kognitive Aktivierung vorstellen	Aufrechter Sitz: Redensarten zum Thema „Kopf" (z.B. Kopfball, Kopfsprung, Kopfweh, köpfen, sich um Kopf und Kragen reden, Kopfnuss, etwas auf den Kopf stellen, Kopfstand, mit dem Kopf durch die Wand, sich etwas in den Kopf setzen)	Themenkarte	7 Min.
Hauptteil			
Ziele/Akzente	**Inhalte / Methoden**	**Materialien**	**Zeit**
<u>Lockerung und Dehnung</u>: Kopf wenden und neigen jeweils 10 x, drei Durchgänge	Aufrechter Sitz: Kopf langsam nach rechts wenden dann nach links dann Kopf langsam nach rechts zur Schulter neigen, dann nach links, dann Kopf nach vorne neigen Lockerungspause zwischen den Durchgängen		2 Min.
<u>Beweglichkeit und Lockerung</u>: Schultern kreisen jeweils 10 x, zwei Durchgänge	Aufrechter Sitz: Arme hängen seitlich herunter, rechte Schulter langsam vorwärts kreisen Richtungswechsel das Gleiche mit der linken Schulter dann beide Schultern synchron nach vorn kreisen Richtungswechsel dann beide Schultern abwechselnd nach vorn Richtungswechsel Lockerungspause zwischen den Durchgängen Steigerungsmöglichkeit: gegenläufig kreisen, rechte Schulter nach vorn, linke nach hinten Richtungswechsel		5 Min.
<u>Beweglichkeit und Kraftausdauer</u>: Oberkörper nach rechts und links wenden/neigen jeweils 5 x, drei Durchgänge	Aufrechter Sitz: Hände ruhen auf den Oberschenkeln, langsam Oberkörper nach rechts drehen, Kopf folgt der Bewegung, zurück in Ausgangsposition dann nach links dann Oberkörper langsam nach rechts neigen, zurück in Ausgangsposition dann nach links dann nach vorn Lockerungspause zwischen den Durchgängen		5 Min.
Trinkpause			3 Min.
<u>Beweglichkeit:</u> Gesäßentlastung, Schaukeln jeweils 10 x, 2 Durchgänge	Aufrechter Sitz: mit dem Gesäß nach vorn, dann nach hinten schaukeln dann nach rechts und nach links schaukeln, dabei hebt sich jeweils eine Gesäßhälfte an Lockerungspause zwischen den Durchgängen		3 Min.

Beweglichkeit und taktile Wahrnehmung: Gesäßentlastung mit Gel-Ball jeweils 5 x, 2 Durchgänge	Aufrechter Sitz: Gel-Ball unter eine Gesäßhälfte legen und langsame, kreisende Bewegungen mit dem Gesäß machen, Ball vorsichtig wegnehmen, Sitzgefühl wahrnehmen dann das Gleiche auf der anderen Seite	Gel-Bälle	3 Min.
Beweglichkeit und Atemübung: Gesäßentlastung durch Anheben jeweils 5 x, 2 Durchgänge	Sicherer Sitz: Unterarme auf die Lehne legen, beim Ausatmen auf die Lehne drücken, Rücken- und Bauchmuskeln anspannen, Gesäß hebt sich leicht an, langsam bei Einatmen wieder zurück auf die Sitzfläche kommen Lockerungspause zwischen den Durchgängen		3 Min.
Beweglichkeit und Atemübung: Haltungsübung jeweils 10 x, 2 Durchgänge	Aufrechter Sitz: mit dem Ausatmen in sich zusammensinken, beim tiefen Ausatmen wieder aufrichten Lockerungspause zwischen den Durchgängen		2 Min.
Ausklang			
Ziele/Akzente	**Inhalte / Methoden**	**Materialien**	**Zeit**
Bewegungsspiel: Kombination von kognitiver Aktivierung und Koordination	Aufrechter Sitz: alle fassen am „Käseschirm" an und bewegen die verschiedenen Bälle darauf und versuchen, diese dann „einzulochen", wenn möglich	Luftballon-Ball, XXL-Punching-Luftballon, Knautschball, Strandball, [illegible] Ball	7 Min.
Verabschiedung der Teilnehmerinnen			3 Min.
Nachbereitung: Reflexion und Austausch über den Verlauf der Trainingseinheit und das Erleben der Teilnehmerinnen, Ergebnisse in der nächsten Trainingseinheit berücksichtigen			

Nr. 6	**Datum / Uhrzeit** dienstags & freitags, 10:15 – 11:15 Uhr	**Gruppe** Vergissmeinnicht	**Ort** Aktivierungsraum
Ziele / Akzente			**Vorbereiten / Mitnehmen**
Kräftigung der oberen Extremitäten im Sitzen			Stühle im Stuhlkreis aufstellen, Over-Ball, Strandball, Knautscht-Ball, Luftballon-Ball, Themenkarte „Hände", Rubber-Band

Aufstehen und Sich Hinsetzen

Einstieg

Ziele/Akzente	Inhalte / Methoden	Materialien	Zeit / ÜL
Begrüßung und Erwärmung mit taktiler Wahrnehmung	Aufrechter Sitz: Übungsleiterin steht in der Mitte und wirft den Teilnehmerinnen nacheinander den Over-Ball mit beiden Händen zu, dieses fangen mit beiden Händen und werfen ihn mit beiden Händen zurück, zwei Runden, dann spielt sie ihn nicht mehr der Reihe nach zu, ebenfalls zwei Runden dann das Gleiche nacheinander mit Strandball, Knautsch-Ball, Luftballon Ball in dieser Reihenfolge, damit die Teilnehmerinnen das unterschiedliche Gewicht und die unterschiedliche Beschaffenheit der Bälle spüren können	Over-Ball, Strandball, Knautsch-Ball, Luftballon-Ball	7 Min.
Thema durch kognitive Aktivierung vorstellen	Aufrechter Sitz: Redensarten zum Thema „Hände" (z.B. Hände sprechen Bände, Handlanger, Handwagen, Handschuh, Handstand, Narrenhände ..., Handkuss, Handcreme, Handball, Hände schütteln, Hände hoch!, jemanden an die Hand nehmen, Handschellen)	Themenkarte	7 Min.

Hauptteil

Ziele/Akzente	Inhalte / Methoden	Materialien	Zeit
Kraftausdauer: Schattenboxen	Aufrechter Sitz: Hände zu lockeren Fäusten, abwechselnd linken und rechten Arm nach vorn bewegen dann nach oben, nach unten, nach rechts sowie nach links führen, nach jeder Richtung Arme kurz ausschütteln, locker beginnen und zu kraftvollerer und schnellerer Ausführung steigern		5 Min.

Kraftausdauer: Oberarm-bewegen mit Rubber-Band jeweils 10 x, 2 Durchgänge	Aufrechter Sitz: rechtes Bein etwas nach außen richten und so anheben, dass das Rubber-Band bis zur Mitte des Oberschenkels bewegt werden kann, mit der rechten Hand Rubber-Band auf dem Oberschenkel von unten umfassen, sodass es locker in der Faust liegt (Fingerspitzen zeigen zum Körper), dann Arm ein nach oben heben (Oberkörper bleibt aufrecht), Arm senken, aber nicht absetzen das Gleiche mit dem linken Arm Lockerungspause zwischen den Durchgängen	Rubber-Bänder	5 Min.
Trinkpause			3 Min.
Beweglichkeit und Kraftausdauer: „Trockenschwimmen" jeweils 10 x, zwei Durchgänge	Aufrechter Sitz: beide Arme nach vorn heben und Brustschwimm-Bewegung ausführen (ohne abzusetzen), Arme kurz senken wieder heben, Paddelbewegungen ausführen (so wie Hunde schwimmen), Arme kurz senken wieder heben, Kraulbewegungen ausführen, Arme kurz senken wieder heben, Schmetterlingsschwimmbewegungen ausführen Lockerungspause zwischen den Durchgängen		5 Min.
Beweglichkeit: Handgelenke drehen jeweils 10 x, zwei Durchgänge	Aufrechter Sitz: rechten Arm etwas anwinkeln, mit der linken Hand über dem Handgelenk den rechten Arm umfassen, langsam rechte Hand in eine Richtung kreise, Richtungswechsel dann andere Seite Lockerungspause zwischen den Durchgängen		5 Min.

Ausklang

Ziele/Akzente	Inhalte / Methoden	Materialien	Zeit
Bewegungsspiel: Kombination von kognitiver Aktivierung und Koordination	Sicherer Sitz: „Mein Hut, der hat drei Ecken"		7 Min.
Verabschiedung der Teilnehmerinnen			3 Min.

Nachbereitung:
Reflexion und Austausch über den Verlauf der Trainingseinheit und das Erleben der Teilnehmerinnen, Ergebnisse in der nächsten Trainingseinheit berücksichtigen

Nr. 7	Datum / Uhrzeit dienstags & freitags, 10:15 – 11:15 Uhr	Gruppe Vergissmeinnicht	Ort Aktivierungsraum
Ziele / Akzente			**Vorbereiten / Mitnehmen**
Kräftigung der unteren Extremitäten im Sitzen und Stehen			Stühle im Stuhlkreis aufstellen, Sportball, Strandball, Luftballon-Ball, zwei XXL-Punching-Luftballons, Themenkarte „Knie"

Aufstehen und Sich Hinsetzen

Einstieg

Ziele/Akzente	Inhalte / Methoden	Materialien	Zeit / ÜL
Begrüßung und Erwärmung	Seitlich von Stuhl stehen: Fußballspiel: die Teilnehmerinnen spielen sich den Ball, nacheinander mit den verschiedenen Bällen	Strandball, Sportball, Luftballon-Ball	7 Min.
Thema durch kognitive Aktivierung vorstellen	Sicherer Sitz: Redensarten zum Thema „Knie" (Kniebeugen, Kniescheibe, „Was machst du mit dem Knie, lieber Hans ...", Kniegelenk, Knieschütze, knien, Kniefall, übers Knie legen, nicht übers Knie brechen)	Themenkarte	7 Min.

Hauptteil

Ziele/Akzente	Inhalte / Methoden	Materialien	Zeit
<u>Beweglichkeit</u>: Fuß strecken jeweils 10 x, zwei Durchgänge	Sicherer Sitz: rechtes Bein leicht anheben, Fußspitzen nach vorn strecken und lösen das Gleiche mit dem linken Bein dann mit beiden Beinen Lockerungspause zwischen den Durchgängen		3 Min.
<u>Kraftausdauer und Beweglichkeit</u>: Beine strecken jeweils 10 x, zwei Durchgänge	Aufrechter Sitz: Beine abwechselnd langsam aus dem Kniegelenk heraus strecken und dann in die Ausgangsstellung zurück setzen (Fußballen nach vorn strecken) Steigerungsmöglichkeit: mit mehr Kraft (treten) Lockerungspause zwischen den Durchgängen		3 Min.
Lockerung	Beine abklopfen und „ausschütteln"		1 Min.
<u>Beweglichkeit</u>: Bein schwingen jeweils 10 x, zwei Durchgänge	Links vom Stuhl stehend: rechtes Bein locker nach vorn und nach hinten schwingen das Gleiche mit dem linken Bein Lockerungspause zwischen den Durchgängen		3 Min.

Trinkpause			3 Min.
Beweglichkeit: Mit dem Fuß „kicken" jeweils 10 x, zwei Durchgänge	Aufrechter Sitz: rechtes Bein leicht anheben und aus dem Kniegelenk heraus locker nach vorn kicken ohne Abzusetzen das Gleich mit dem linken Bein Lockerungspause zwischen den Durchgängen Steigerungsmöglichkeit: Doppelkick		3 Min.
Beweglichkeit: „Fahrrad fahren" jeweils 10 x, zwei Durchgänge	Links vom Stuhl stehend: rechtes Bein (wie beim Fahrradfahren) mit einer möglichst großen Kreisbewegung nach vorn bewegen ohne den Fuß abzusetzen das Gleiche rückwärts, Pause das Gleiche mit dem linken Bein vorwärts, dann rückwärts Lockerungspause zwischen den Durchgängen		5 Min.
Beweglichkeit: Sich umschauen jeweils 10 x, zwei Durchgänge	Hinterm Stuhl stehend: Oberkörper langsam nach hinten drehen und versuchen, über die rechte Schulter zu schauen dann über die linke Lockerungspause zwischen den Durchgängen		5 Min.
Ausklang			
Ziele/Akzente	**Inhalte / Methoden**	**[illegible]**	**Zeit**
Bewegungsspiel: Kombination von kognitiver Aktivierung und Koordination	Aufrechter Sitz: Luftballon-Spiel: Luftballon im Kreis mit allen zur Verfügung stehenden Körperteilen bewegen dann mit beiden Luftballons	XXL-Punching-Luftballons	7 Min.
Verabschiedung der Teilnehmerinnen			3 Min.
Nachbereitung: Reflexion und Austausch über den Verlauf der Trainingseinheit und das Erleben der Teilnehmerinnen, Ergebnisse in der nächsten Trainingseinheit berücksichtigen			

<table>
<tr><td>Nr. 8</td><td>Datum / Uhrzeit
dienstags & freitags, 10:15 – 11:15 Uhr</td><td>Gruppe
Vergissmeinnicht</td><td colspan="2">Ort
Aktivierungsraum</td></tr>
<tr><th colspan="3">Ziele / Akzente</th><th colspan="2">Vorbereiten / Mitnehmen</th></tr>
<tr><td colspan="3">Kräftigung des Rumpfes im Sitzen und Stehen</td><td colspan="2">Stühle im Stuhlkreis aufstellen, Knautsch-Bälle, Igel-Bälle, Themenkarte „Bauch“, CD-Player + CD</td></tr>
<tr><th colspan="5">Aufstehen und Sich Hinsetzen</th></tr>
<tr><td colspan="5">Einstieg</td></tr>
<tr><th>Ziele/Akzente</th><th colspan="2">Inhalte / Methoden</th><th>Materialien</th><th>Zeit / ÜL</th></tr>
<tr><td>Begrüßung und Erwärmung</td><td colspan="2">Kleiner Kreistanz:
alle fassen sich an den Händen, sich langsam im Rhythmus bewegen, Körper seitwärts wenden und drei Schritte nach rechts, dann in die andere Richtung wenden und drei Schritte nach links
nach vorn wenden und drei Schritte nach vorn und wieder zurück
Körper im Rhythmus bewegen
Wiederholen</td><td>CD-Player + CD mit „Santo Domingo“</td><td>7 Min.</td></tr>
<tr><td></td><td colspan="2"></td><td></td><td></td></tr>
<tr><td>Thema durch kognitive Aktivierung vorstellen</td><td colspan="2">Sicherer Sitz:
Redensarten zum Thema „Bauch“ (z.B. Schmetterlinge im Bauch, Bauchgefühl, Bauchtanz, Bauchschmerzen, sich den Bauch vollschlagen, Bauchspeck, den Bauch einziehen, Bauchnabel, ein voller Bauch studiert nicht gern)</td><td>Themenkarte</td><td>7 Min.</td></tr>
<tr><td colspan="5">Hauptteil</td></tr>
<tr><th>Ziele/Akzente</th><th colspan="2">Inhalte / Methoden</th><th>Materialien</th><th>Zeit</th></tr>
<tr><td><u>Beweglichkeit</u>:
Hüftkreisen
jeweils 10 x, zwei Durchgänge</td><td colspan="2">Grundstellung vor dem Stuhl:
Arme in die Hüfte stützen, langsam rechtsherum kreisen
Richtungswechsel
Lockerungspause zwischen den Durchgängen</td><td></td><td>3 Min.</td></tr>
<tr><td><u>Beweglichkeit</u>:
Oberkörper drehen
jeweils 10 x, zwei Durchgänge</td><td colspan="2">Grundstellung vor dem Stuhl:
Oberkörper vorsichtig nach rechts drehen, linker Arm schwingt vor dem Körper mit, rechter dahinter, Pause, das Gleiche nach links
Lockerungspause zwischen den Durchgängen</td><td></td><td>3 Min.</td></tr>
</table>

Kraftausdauer und Beweglichkeit: Mit Ball Oberkörper drehen jeweils 10 x, zwei Durchgänge	Aufrechter Sitz: Ball mit beiden Händen fassen, Arme locker nach vorn strecken, Oberkörper mit ausgestreckten Armen nach rechts drehen, zur Mitte zurück und dann nach links drehen Lockerungspause zwischen den Durchgängen	Knautsch-Bälle	3 Min.
Kraftausdauer und Beweglichkeit: Oberkörper mit Ball beugen jeweils 5 x, zwei Durchgänge	Aufrechter Sitz: Ball mit beiden Händen fassen, Arme locker nach oben heben, Oberkörper mit ausgestreckten Armen nach rechts neigen, zur Mitte zurück und dann nach links neigen dann nach vorn beugen Lockerungspause zwischen den Durchgängen	Knautsch-Bälle	3 Min.
Trinkpause			3 Min.
Beweglichkeit: Oberkörper beugen jeweils 10 x, zwei Durchgänge	Grundstellung vor dem Stuhl: Hände in die Hüfte stützen, Oberkörper vorsichtig nach rechts neigen, linker Arm wird über dem Kopf mitgeführt das Gleiche nach links Lockerungspause zwischen den Durchgängen		3 Min.
Beweglichkeit: Oberkörper wenden jeweils 10 x, zwei Durchgänge	Grundstellung vor dem Stuhl: beide Arme auf Brusthöhe anwinkeln, Oberkörperlangsam nach rechts hinten wenden, Arme mit nach hinten ziehen, um die Bewegung zu unterstützen das Gleiche nach links hinten Lockerungspause zwischen den Durchgängen		3 Min.
Beweglichkeit und Dehnung: „Äpfel pflücken"	Grundstellung vor dem Stuhl: langsam Arme nach oben führen und den Oberkörper dabei strecken, mit beiden Händen abwechselnd versuchen, „Äpfel oben im Geäst zu pflücken"		2 Min.
Koordination und taktile Wahrnehmung: Igel-Ball bewegen	Aufrechter Sitz: Ball zwischen beiden Händen von den Fingerspitzen bis zu den Handballen hin und her rollen dann linken Arm anwinkeln und auf Höhe von Solarplexus halten, Hand flach, Handflächen zeigen nach unten, mit der rechen Hand den Igel-Ball auf den Handrücken der linken Hand legen, rechte Hand flach machen und etwas Druck auf den Ball ausüben, den Ball über die Hände vorwärts rollen dann rückwärts	Igel-Ball	2 Min.

Koordination und taktile Wahrnehmung: Igel-Ball werfen und fangen jeweils 10 x, zwei Durchgänge	Aufrechter Sitz: Ball in die rechte Hand nehmen, beide Arme in Brusthöhe anwinkeln, Ball von der rechten in die linke Hand geben, allmählich Abstand vergrößern und von links nach rechts werfen dann Ball in beide Hände nehmen und nach oben werfen und auffangen Steigerungsmöglichkeit: Ball nach oben werfen, in die Hände klatschen und auffangen	Igel-Ball	3 Min.
Ausklang			
Ziele/Akzente	**Inhalte / Methoden**	**Materialien**	**Zeit**
Bewegungsspiel: Kombination von kognitiver Aktivierung und Koordination	Aufrechter Sitz: „Ein kleiner Matrose“		7 Min.
Verabschiedung der Teilnehmerinnen			3 Min.
Nachbereitung: Reflexion und Austausch über den Verlauf der Trainingseinheit und das Erleben der Teilnehmerinnen, Ergebnisse in der nächsten Trainingseinheit berücksichtigen			

Nr. 9	**Datum / Uhrzeit** dienstags & freitags, 10:15 – 11:15 Uhr	**Gruppe** Vergissmeinnicht	**Ort** Aktivierungsraum
Ziele / Akzente			**Vorbereiten / Mitnehmen**
Kräftigung der oberen Extremitäten im Sitzen und Stehen			Stühle im Stuhlkreis aufstellen, mittelgroße Luftballons mit jeweils 1 m langem Band und Schlaufe zum Umlegen ums Handgelenk der Teilnehmerinnen, damit sie ihn selbständig heranholen können, wenn der Ballon herunterfällt, Themenkarte „Finger“
Aufstehen und Sich Hinsetzen			

Einstieg			
Ziele/Akzente	**Inhalte / Methoden**	**Materialien**	**Zeit / ÜL**
Begrüßung und Erwärmung	Grundstellung vor dem Stuhl: Gesten machen - komm her, bleib da, wehe-wehe, bei dir piept’s wohl, winken, umarmen, sich Luft zufächeln, Ohren bzw. Nase bzw. Augen zuhalten, sich am Kopf kratzen, Schlafen gehen, abwinken, schwören, etwas werfen ...		7 Min.

Thema durch kognitive Aktivierung vorstellen	Aufrechter Sitz: Redensarten zum Thema „Finger“ (z.B. Daumen, Zeige-, Mittelfinger usw., fingerfertig, lange Finger machen, keinen Finger krumm machen, fingerdick, ,jemanden um den Finger wickeln, Fingernagel, Däumelinchen, Fingerübung, Fingerling, Fingerspitzengefühl, Wurstfinger)	Themenkarte	7 Min.
Hauptteil			
Ziele/Akzente	**Inhalte / Methoden**	**Materialien**	**Zeit**
Kraftausdauer: Gesäß heben und senken jeweils 10 x, zwei Durchgänge	Aufrechter Sitz auf der Vorderkante: sich mit beiden Händen in der Mitte auf die Armlehne stützen, Hände fest gegen diese drücken und langsam das Gesäß und die Oberschenkel von der Sitzfläche lösen, sich soweit wie möglich mit der Kraft der Arme nach oben stemmen, sodass die Ellenbogen fast gestreckt sind, dann sich langsam wieder zurückbewegen und sich setzen Lockerungspause nach jedem Mal		7 Min.
Kraftausdauer und Beweglichkeit: Aufstehen mit Armstütz jeweils 10 x, zwei Durchgänge	Aufrechter Sitz mit Festhalten: Füße in kleiner Schrittstellung, rechter Fuß ist vorn, mit den Armen von der Lehne hoch drücken, Beine strecken sich allmählich und Gesäß hebt sich langsam von der Sitzfläche ab, in den Stand kommen, langsam wieder setzen Lockerungspause nach jedem Mal		7 Min.
Trinkpause			3 Min.
Beweglichkeit: Arme in Schulterhöhe bewegen jeweils 10 x, zwei Durchgänge	Grundstellung vor dem Stuhl: Arme seitwärts so anheben, dass sie im 90-Grad-Winkel gebeugt sind, Ellenbogen befinden sich auf Schulter-Höhe, Daumen zeigen nach hinten, Arme seitwärts langsam hinter den Körper führen und langsam wieder vor den Körper zurück. Ellenbogen sollten auf Schulterhöhe bleiben Lockerungspause zwischen den Durchgängen		5 Min.
Beweglichkeit: Schulterkräftigung jeweils 10 x, zwei Durchgänge	Grundstellung vor dem Stuhl: Oberarme seitlich an den Körper anlegen, Unterarme nach oben heben (90-Grad-Winkel), Ellenbogen nicht vom Körper lösen, Innenseiten zeigen nach oben, Unterarme nach außen bewegen währen die Ellenbogen am Körper bleiben, wieder zurück in Ausgangsposition Lockerungspause zwischen den Durchgängen		5Min.

Ausklang

Ziele/Akzente	Inhalte / Methoden	Materialien	Zeit
Bewegungsspiel: Kombination von kognitiver Aktivierung und Koordination	Luftballon-Ping-Pong: aufrechter Sitz: jede Teilnehmerin hat einen Luftballon , nur mit den Fingerspitzen antippen, vor dem Körper von rechts nach links spielen wenn der Bewegungsablauf klappt, mitsprechen rechts = „ping“, links = „pong“, jeweils eine Sequenz bis der Ballon herunterfällt, neu beginnen, Steigerungsmöglichkeit: statt „ping/pong“ „rechts/links“ mitsprechen weitere Steigerung: die eigenen Ballonwechsel zählen	mittelgroße Luftballons	7 Min.
Verabschiedung der Teilnehmerinnen			3 Min.

Nachbereitung:
Reflexion und Austausch über den Verlauf der Trainingseinheit und das Erleben der Teilnehmerinnen, Ergebnisse in der nächsten Trainingseinheit berücksichtigen

Nr. 10	Datum / Uhrzeit	Gruppe	Ort
	dienstags & freitags, 10:15 – 11:15 Uhr	Vergissmeinnicht	Aktivierungsraum

Ziele / Akzente	Vorbereiten / Mitnehmen
Kräftigung untere Extremitäten im Stehen	Stühle im Stuhlkreis aufstellen, Igel-Bälle, Themenkarte „Nase“, CD-Player + CD

Aufstehen und Sich Hinsetzen

Einstieg

Ziele/Akzente	Inhalte / Methoden	Materialien	Zeit / ÜL
Begrüßung, Erwärmung und taktile Wahrnehmung	Aufrechter Sitz: Igel-Ball zwischen den Handflächen von den Fingerspitzen zum Handballen rollen, Druck ausüben, der noch als angenehm empfunden wird dann kreisförmige rollen (Knödel formen) dann Ball in die rechte Hand nehmen, linke Hand vorn auf den linken Oberschenkel legen, mit der rechten Hand den Igel-Ball langsam den linken Arm hinauf rollen, leichten Druck dabei auf den Ball ausüben, bis zum Ohr, vorsichtig unters linke Ohr klemmen, kurz halten und langsam den Ball wieder hinab rollen das Gleiche auf der rechten Seite wiederholen	Igel-Bälle	7 Min.

Thema durch kognitive Aktivierung vorstellen	Aufrechter Sitz: Redensarten zum Thema „Nase“ (immer der Nase nach, die Nase von etwas voll haben, eine feine Nase haben, Nasenrücken, sich den Wind um die Nase wehen lassen, in der Nase bohren, Nasen-tropfen, Schnupfnase, durch die Nase sprechen, Nasenspitze, Nasenloch, Nasenring, hochnäsig, Nasenbär, Zwergnase)	Themenkarte	7 Min.
Hauptteil			
Ziele/Akzente	**Inhalte / Methoden**	**Materialien**	**Zeit**
Gleichgewicht: Geschlossener Stand 5 x	Hinterm Stuhl stehend: beide Füße eng zusammenstellen, sodass sich die Fußinnenseiten berühren, Hände von der Lehne lösen, 10 bis 15 Sekunden lang so stehen bleiben, danach Beine ausschütteln		2 Min.
Gleichgewicht: Gewichtsverlagerung 5x	Hinterm Stuhl stehend: versuchen, das Gewicht erst nach rechts, dann nacheinander nach links, nach vorn, nach hinten zu verlagern, Fußsohlen bleiben flach auf dem Boden, ca. 15 Sekunden dann das Gleiche ohne Festhalten		3 Min.
Gleichgewicht: Semi-Tandemstand jeweils 3 x, zwei Durchgänge	Hinterm Stuhl stehend: beide Füße eng zusammenstellen, sodass sich die Fußinnenseiten berühren, den rechten Fuß etwas vor den linken setzen, sodass die rechte Schuh-spitze etwas weiter vorn ist als die linke, Fußin-nenseiten berühren sich weiterhin, versuchen Stuhllehne loszulassen, 10 – 15 Sekunden lang, wieder festhalten, Beine locker das Gleiche mit dem linken Fuß Lockerungspause zwischen den Durchgängen		3 Min.
Gleichgewicht: Semi-Tandemstand jeweils 3 x, zwei Durchgänge	Hinterm Stuhl stehend: beide Füße eng zusammenstellen, sodass sich die Fußinnenseiten berühren, den rechten Fuß vor den linken setzen, sodass die Ferse des rechten Schuhs die Schuhspitze des linken berührt, versu-chen Stuhllehne loszulassen, 10 – 15 Sekunden lang, wieder festhalten, Beine lockern das Gleiche mit dem linken Fuß Lockerungspause zwischen den Durchgängen		3 Min.
Trinkpause			3 Min.

Kraftausdauer und Beweglichkeit: Füße auftippen jeweils 10 x, zwei Durchgänge	Aufrechter Sitz auf Vorderkante: rechtes Bein locker nach vorn strecken, abwechselnd Ferse und Ballen auftippen das Gleiche mit dem linken Bein das Gleiche mit beiden Beinen Lockerungspause zwischen den Durchgängen		3 Min.
Kraftausdauer, Beweglichkeit und kognitive Aktivierung: Zahlen malen zwei Durchgänge	Aufrechter Sitz auf Vorderkante: rechtes Bein locker nach vorn strecken, anheben und in die Luft die Zahlen von Null bis Neun malen das Gleiche mit dem linken Bein Lockerungspause zwischen den Durchgängen		3 Min.
Koordination und Beweglichkeit : Nach oben blicken jeweils 5 x, drei Durchgänge	Hinterm Stuhl stehend: Vorsichtig den Kopf Richtung Decke heben und wieder senken dann die Stuhllehne loslassen und den Kopf zur Decke heben und wieder senken dann die Stuhllehne loslassen, beide Arme locker zusammen mit der Kopfbewegung zur Decke führen und beides wieder senken Lockerungspause zwischen den Durchgängen		3 Min.
Koordination und Beweglichkeit : Einbein-Stand jeweils 10 x, zwei Durchgänge	Hinterm Stuhl stehend: sich mit einer Hand festhalten, rechten Fuß vollständig vom Boden anheben und auf dem linken stehen bleiben, 10 bis 15 Sekunden halten, absetzen das Gleiche mit dem linken Fuß Lockerungspause zwischen den Durchgängen		3 Min.
Kraftausdauer, Beweglichkeit und kognitive Aktivierung: Zahlen malen zwei Durchgänge	Seitlich vom Stuhl stehend mit der rechten Hand festhalten, den linken Fuß anheben und die Zahlen von Null bis Neun malen, absetzen das Gleiche mit dem rechten Fuß neben der anderen Stuhlseite Steigerungsmöglichkeit Stuhllehne dabei loslassen		3 Min.

Ausklang			
Ziele/Akzente	**Inhalte / Methoden**	**Materialien**	**Zeit**
Bewegungsspiel: Kombination von kognitiver Aktivierung und Koordination	Kleiner Kreistanz: Grundstellung vor dem Stuhl: Teilnehmerinnen fassen sich im Kreis an den Händen (Stühle stehen hinter ihnen), langsam im Rhythmus wiegen, drei Parallelschritte nach rechts, drei nach links, leicht knicksen, sich setzen wieder aufstehen, drei Parallelschritte nach rechts, drei nach links, Arme beim Fußaufsetzen nach oben führen und wieder runter nehmen, drei Durchgänge	CD-Player + CD mit "Seemann, komm bald wieder"	7 Min.
Verabschiedung der Teilnehmerinnen			3 Min.
Nachbereitung: Reflexion und Austausch über den Verlauf der Trainingseinheit und das Erleben der Teilnehmerinnen, Ergebnisse in der nächsten Trainingseinheit berücksichtigen			

8. Zusammenfassung und Ausblick

Körperliche Aktivität und Bewegung können die mobilitätsbezogene Alltagskompetenzen von älteren Menschen mit Demenz verbessern. Das konnte in Studien nachgewiesen werden, wenngleich aufgrund methodischer Schwierigkeiten (z.B. die demenzspezifische Validität der vorhandenen Messinstrumente), Effekte oft nicht ausreichend signifikant waren. Das trifft auch Pflegeheimbewohnerinnen mit Demenz zu. Durch die mangelnde Evidenz wurden bisher noch keine Leitlinien für standardisierte Trainingsprogramme veröffentlicht. Um das zu ermöglichen, ist weitere Forschung notwendig.

Nichtsdestotrotz können auf der Grundlage der bisherigen, nichtstandardisierten Trainingsprogramme regelmäßige und von ausgebildetem Betreuungspersonal geleitete Übungsgruppen in Pflegeheimen angeboten und durchgeführt werden, um die Ausführung basaler, motorischer Alltagsaktivitäten, wie z.B. Aufstehen und Sich Hinsetzen, zu verbessern bzw. möglichst lange zu erhalten.

Beobachtungen der Verfasserin können bestätigen, dass Pflegeheimbewohnerinnen mit Demenz dadurch aktiver werden und ihr Wohlbefinden steigt. Viele von Ihnen haben große Freude an regelmäßigen körperlichen und kognitiven Übungen. Das ist ein Gewinn für jede Übungsleiterin!

9. Literaturverzeichnis

Ackermann, A. (2006). Selbständigkeit und Kompetenz. In W. D. Oswald (Hrsg.), *Gerontologie : medizinische, psychologische und sozialwissenschaftliche Grundbegriffe* (S. 322-327). Stuttgart: Kohlhammer.

Ackermann, A. & Oswald, W. D. (2006). Erhalt und Förderung der Selbstständigkeit bei Pflegeheimbewohnern. *Zeitschrift für Gerontopsychologie & -psychiatrie, 19*(2), 59-71.

Anteil von Demenzkranken je Altersgruppe in Deutschland nach Geschlecht im Jahr 2011. (2012). *www.statista.com*. Berlin: Berlin-Institut für Bevölkerung und Entwicklung.

Auswirkungen auf Krankenhausbehandlungen und Pflegebedürftige im Bund und in den Ländern. (2010). (Bd. Heft 2, S. 1-44). Berlin: Statistische Ämter des Bundes und der Länder.

Brach, M., Brinkmann-Hurtig, J., Csöff , M., Kraus, U., Mechling, H., Meier, M.et al. (2007). *Praxisleitfaden zur Einrichtung von Bewegungsangeboten für alle Bereiche der Altenhilfe*. Köln: Dt. Sporthochschule

Brach, M., Nieder, F., Nieder, U. & Mechling, H. (2009). Implementation of preventive strength training in residential geriatric care: a multi-centre study protocol with one year of interventions on multiple levels. *BMC Geriatr, 9*(51), 1471-2318.

Delbaere, K., Hauer, K. & Lord, S. R. (2010). Evaluation of the incidental and planned activity questionnaire for older people. *British Journal of Sports Medicine, 44*(14), 1029-1034.

Eichberg, S. (2008a). Improving physical performance of individuals with Alzheimer disease by strength training. *Journal of Aging and Physical Activity, 16*(Supplement July 2008).

Eichberg, S. (2008b). Zum Einfluss von sportlichem Training auf die Gedächtnis- und Aufmerksamkeits¬leistungen bei älteren Personen und bei Personen mit Alzheimer Demenz. In M. B. Knoll, Klaus (Hrsg.), *Sport und Gesundheit in der Lebensspanne : Jahrestagung der dvs-Kommission Gesundheit vom 10. - 11. April 2008 in Bad Schönborn ; Prof. Dr. Klaus Bös zum 60. Geburtstag ; 12. Jahrestagung der Kommission Gesundheit der Deutschen Vereinigung für Sportwissenschaft in Kooperation mit dem Deutschen Verband für Gesundheitssport und Sporttherapie* (Bd. 174, S. S. 407–411). Hamburg: Czwalina.

Eichberg, S. (2011a). Bewegung und Demenz aus wissenschaftlicher Sicht. *Pro Alter, 43*(2), 12-15.

Eichberg, S. (2011b). Bewegung und Sport bei demenziellen Erkrankungen - ein Überblick. *Bewegungstherapie und Gesundheitssport, 27*, 6-9.

Ferri, C. P., Prince, M., Brayne, C., Brodaty, H., Fratiglioni, L., Ganguli, M.et al. (2005). Global prevalence of dementia: a Delphi consensus study. *The Lancet, 366*(9503), 2112-2117.

fit für 100 - Ein Bewegungsprogramm zur Förderung der Mobilität und Selbständigkeit für Hochaltrige. ("o.J."). (Bd. MAGS-Handout). Köln: "fit für 100".

Gangel, K., Nieder, F. & Mechling, H. (2011). Trainingsprogramm für Menschen mit Demenz und deren Anghörige,*Broschüre* (S. 54). Köln: Novartis Pharma GmbH.

Gogulla, S., Lemke, N. & Hauer, K. (2012). Effekte körperlicher Aktivität und körperlichen Trainings auf den psychischen Status bei älteren Menschen mit und ohne kognitive Schädigung. *Zeitschrift für Gerontologie und Geriatrie, 45*(4), 279-289.

Hauer, K., Becker, C., Lindemann, U. & Beyer, N. (2006). Effectiveness of Physical Training on Motor Performance and Fall Prevention in Cognitively Impaired Older Persons: A Systematic Review. *American Journal of Physical Medicine & Rehabilitation, 85*(10), 847-857.

Hauer, K., Lord, S. R., Lindemann, U., Lamb, S. E., Aminian, K. & Schwenk, M. (2011). Assessment of physical activity in older people with and without cognitive impairment. *J Aging Phys Act, 19*(4), 347-372.

Hauer, K., Schwenk, M., Zieschang, T., Essig, M., Becker, C. & Oster, P. (2012). Physical Training Improves Motor Performance in People with Dementia: A Randomized Controlled Trial. *Journal of the American Geriatrics Society, 60*(1), 8-15.

Hauer, K., Yardley, L., Beyer, N., Kempen, G., Dias, N., Campbell, M. et al. (2010). Validation of the Falls Efficacy Scale and Falls Efficacy Scale International in Geriatric Patients with and without Cognitive Impairment: Results of Self-Report and Interview-Based Questionnaires. *Gerontology, 56*(2), 190-199.

Hellmann, S. (2006). Formulierungshilfen für die Pflegeplanung nach den AEDL und den Pflegedianosen. In (S. 122 S.). Hannover: Schlütersche Verlagsgesellschft mbH & Co.KG.

Hüger, D., Zieschang, T., Schwenk, M., Oster, P., Becker, C. & Hauer, K. (2009). Designing studies on the effectiveness of physical training in patients with cognitive impairment. *Zeitschrift für Gerontologie und Geriatrie, 42*(1), 11-19.

Innes, A. & Müller-Herg, C. (2004). *Die Dementia Care Mapping Methode (DCM): Anwendung und Erfahrung mit Kidwoods person-zentriertem Ansatz*. Bern: Huber.

Jasper, B. M. & Regelin, P. (2011). *Menschen mit Demenz bewegen : 196 Aktivierungsübungen für Kopf und Körper*. Hannover: Vincentz.

Mahlberg, R. & Adler, G. (2009). *Demenzerkrankungen erkennen, behandeln und versorgen*. Köln: Dt. Ärzte-Verl.

Mechling, H. (2008). Dementia and physical activity. *European Review of Aging and Physical Activity, 5*(1), 1-3.

Morley, J. E. (2004). The Top 10 Hot Topics in Aging. *The Journals of Gerontology Series A: Biological Sciences and Medical Sciences, 59*(1), 24-33.

Müller-Herg, C. (2003). Dementia Care Mapping: Wahrnehmen und Beschreiben,*Dr. med. Mabuse* (Bd. 152, S. 7).

Müller-Hergl, C. (2000). Demenz zwischen Angst und Wohlbefinden: Universtität Witten/Herdecke.

Oswald, W. D. & Ackermann, A. (2009). *Psychomotorische Aktivierung mit SimA-P.* Wien, New York: Springer.

Oswald, W. D., Ackermann, A. & Gunzelmann, T. (2006). Effekte eines multimodalen Aktivierungsprogrammes (SimA-P) für Bewohner von Einrichtungen der stationären Altenhilfe. *Zeitschrift für Gerontopsychologie & -psychiatrie, 19*(2), 89-101.

Oswald, W. D., Hagen, B., Rupprecht, R. & Gunzelmann, T. (2002). Bedingungen der Erhaltung und Förderung von Selbstständigkeit im höheren Lebensalter (SIMA). *Zeitschrift für Gerontopsychologie & -psychiatrie, 15*(1), 13-31.

Pflegebedürftige in Pflegeheimen. (2011). www.gbe-bund.de: Gesundheitsberichterstattung des Bundes.

Ready, R. & Ott, B. (2003). Quality of Life measures for dementia. *Health and Quality of Life Outcomes, 1*(1), 11.

Ritchie, K. & Lovestone, S. (2002). The dementias. *The Lancet, 360*(9347), 1759-1766.

Rolland, Y., Pillard, F., Klapouszczak, A., Reynish, E., Thomas, D., Andrieu, S.et al. (2007). Exercise Program for Nursing Home Residents with Alzheimer's Disease: A 1-Year Randomized, Controlled Trial. *Journal of the American Geriatrics Society, 55*(2), 158-165.

Schmidt, S. (2010). *Demenzbegleiter : Leitfaden für zusätzliche Betreuungskräfte in der Pflege.* Berlin, Heidelberg: Springer-Verlag Berlin Heidelberg.

Schwenk, M. & Hauer, K. (2008). *Körperliches Training bei Demenz.* Paper presented at the "Training bei Demenz", Stuttgart.

Schwenk, M., Lauenroth, A., Oster, P. & Hauer, K. (2010). Effektivität von körperlichem Training zur Verbesserung motorischer Leistungen bei Patienten mit demenzieller Erkrankung. In K.-M. Braumann & N. Stiller (Hrsg.), *Bewegungstherapie bei internistischen Erkrankungen* (S. 167-184). Berlin, Heidelberg: Springer.

Schwenk, M., Oster, P. & Hauer, K. (2008). Kraft- und Funktionstraining bei älteren Menschen mit dementieller Erkrankung. *Praxis Physiotherapie, 2,* 59-65.

Sütterlin, S., Hoßmann, I. & Klingholz, R. (2011). *Demenz-Report.* Berlin: Berlin-Institut für Bevölkerung und Entwicklung.

Tesch-Römer, C. & Wilms, H. U. (1998). Alltagskompetenz. *Zeitschrift für Gerontologie und Geriatrie, 31*(4), 241-242.

Theune, T. (2009). *Bewegung im Alter.* München: Elsevier.

Wahl, H.-W. (1998). Alltagskompetenz: Ein Konstrukt auf der Suche nach einer Identität. *Zeitschrift für Gerontologie und Geriatrie, 31*(4), 243-249.

Wahl, H.-W. (2002). Ökologische Aspekte der Selbständigkeit im Alter. In H. J. Kaiser (Hrsg.), *Autonomie und Kompetenz : Aspekte einer gerontologischen Herausforderung* (Bd. 1, S. 87-85). Münster ; Hamburg u.a.: Lit.

Wilms, H. U., Baltes, M. M. & Kanowski, S. (1998). Demenzerkrankungen und Alltagskompetenz: Effekte auch jenseits von ADL und IADL. *Zeitschrift für Gerontologie und Geriatrie, 31*(4), 263-270.

Zieschang, T., Schwenk, M., Oster, P. & Hauer, K. (2012). Sustainability of Motor Training Effects in Older People with Dementia. *J Alzheimers Dis, 30*, 30.